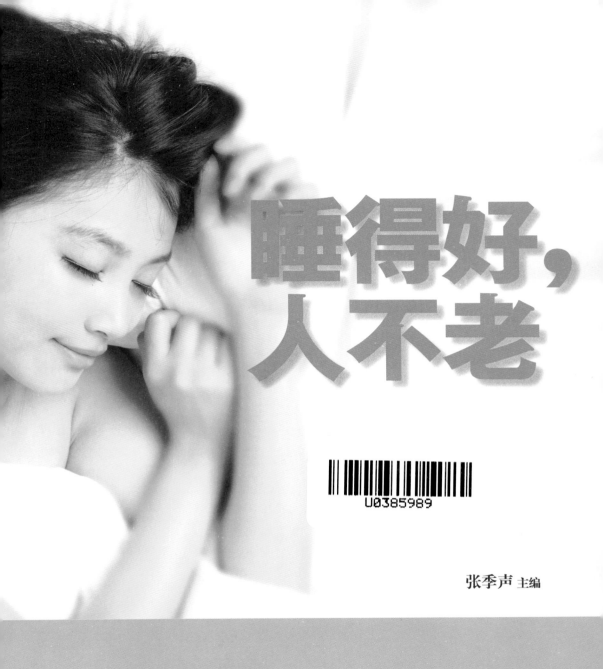

睡得好，人不老

张季声 主编

U0385989

黑 龙 江 出 版 集 团

黑龙江科学技术出版社

图书在版编目（CIP）数据

睡得好，人不老 / 张季声主编 . -- 哈尔滨 ： 黑龙
江科学技术出版社，2017.6
ISBN 978-7-5388-9009-9

Ⅰ . ①睡… Ⅱ . ①张… Ⅲ . ①睡眠－基本知识 Ⅳ .
① R338.63

中国版本图书馆 CIP 数据核字（2016）第 234403 号

睡得好，人不老

SHUI DE HAO，REN BU LAO

主　　编	张季声	
责任编辑	梁祥崇	
摄影摄像	深圳市金版文化发展股份有限公司	
策划编辑	深圳市金版文化发展股份有限公司	
封面设计	深圳市金版文化发展股份有限公司	
出　　版	黑龙江科学技术出版社	

地址：哈尔滨市南岗区建设街 41 号　邮编：150001
电话：(0451)53642106　　传真：(0451)53642143
网址：www.lkcbs.cn　　www.lkpub.cn

发　　行	全国新华书店
印　　刷	深圳市雅佳图印刷有限公司
开　　本	723 mm×1020 mm　1/16
印　　张	14
字　　数	190 千字
版　　次	2017 年 6 月第 1 版
印　　次	2017 年 6 月第 1 次印刷
书　　号	ISBN 978-7-5388-9009-9
定　　价	39.80 元

Contents 目录

Chapter 1
维持正常生命活动，睡眠不可缺

Chapter 2
掌握熟睡技巧，睡眠自然好

Chapter 3
要想睡得好，应该这样吃

● 利用药膳、药茶改善睡眠

Chapter 4
关于睡眠的其他问题

● 女性特殊时期的睡眠问题

● 有关睡眠的十个疑问

几乎每个人都或多或少地出现过睡眠问题，而被睡眠"虐"过的人，一定知道它对人造成的伤害。人们出现睡眠问题，有一大部分原因是没有正确认识睡眠，且很少主动寻找解决睡眠问题的方法，只有对睡眠有一个正确的认识，才能避免睡眠问题对人的伤害。

Chapter 1

维持正常生命活动，
睡眠不可缺

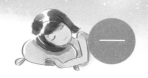

一 探索睡眠的科学

　　睡眠是人的基本生理要求，也是人体自我修复的必要过程。在紧张的劳作之后，人们通过睡眠消除疲劳、恢复体力、焕发生机。关于睡眠，你又了解多少？

1. 什么是睡眠？

　　脑科学研究显示，睡眠不仅仅是简单的活动停止，更是维持高度生理功能的适应行为和生物防御技术所必需的状态。拥有良好的睡眠，觉醒时才能高度发挥大脑的信息处理功能。在探求精神和意识、学习和记忆等脑高级功能时，睡眠无疑占有十分重要的地位。

　　关于睡眠的确切定义，随着时代和科学研究的发展而有着不同的内涵。现代医学大致认为，睡眠是一种主动过程，睡眠是恢复精力所必需的休息；有专门的中枢管理睡眠与觉醒，睡时人脑只是换了一个工作方式，使能量得到贮存，有利于精神和体力的恢复。

　　睡眠表现为机体运动活动停止、肌肉松弛、意识消失、新陈代谢下降，允许在能量消耗最小的条件下保证机体的基本生命活动，感知觉与环境分离并丧失反应能力的一种可逆转状态，常可在"瞬间"完成睡眠和觉醒的转换。麻醉或昏迷状态虽然类似睡眠，但与后者截然不同，因为它们不具备瞬间唤醒的特性。

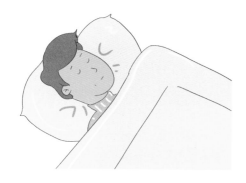

正常的睡眠过程

　　通过对整个睡眠过程的仔细观察，发现睡眠具有两种不同的时相状态。其一是脑电波呈现同步化慢波的时相，称为慢波时相，或非快速眼动睡眠；其二是脑电波呈现去同步化的时相，称为异相睡眠或快波睡眠、快速眼动睡眠。其中，非快速眼动睡眠由浅入深分为四个阶段。

第一阶段：浅睡期。

快而不规则的眼球活动取代慢的眼球震动，意识是继清醒转为睡眠的过渡阶段，亦称为瞌睡期。

第二阶段：轻睡期。

意识逐渐丧失，但尚保持短暂、不连贯的思维活动，肌肉仍保持一定的紧张性。

第三阶段和第四阶段：合称为深慢波睡眠。

该期大脑皮质得到充分休息，有人称之为脑睡眠。

慢波睡眠与异相睡眠是两个相互转化的时相。成年人睡眠首先进入慢波睡眠，慢波睡眠持续 80 ～ 120 分钟后，转入异相睡眠；异相睡眠持续 20 ～ 30 分钟后，又转入慢波睡眠，此后又转入异相睡眠。整个睡眠期间，这种反复转化 4 ～ 5 次。大部分深度睡眠出现在前面 2 ～ 3 个周期，即入睡后 3 ～ 4 小时深度睡眠已经完成。睡眠后期，异相睡眠持续时间逐步延长。第一个周期的快速眼动睡眠持续时间只有 5 ～ 10 分钟，醒前最后一个周期的快速眼动睡眠可长达 30 ～ 40 分钟。对成年人来说，慢波睡眠和异相睡眠均可直接转为觉醒状态，但觉醒状态只能进入慢波睡眠，而不能直接进入异相睡眠。

睡眠的不同类型

地球上所有生物都具有生命活动的周期性节律——生物钟。人受自然界光线周期交替的信号及社会环境因素的影响，自动调整体内的生物钟，使之适应人的生命活动。睡眠与觉醒的周期变化是大脑活动的一种表现，由生物钟控制。不同的人生物钟不同，其睡眠类型往往也有较大的差异。

根据睡眠时间的长短，可以分为短睡眠型和长睡眠型。短睡眠型，指比同一年龄段内一般人群的睡眠时间少的睡眠，通常每日睡眠时间在 6 小时以内，其与失眠的区别是觉醒后无任何不适；长睡眠型，指比同一年龄段内一般人的睡眠时间偏长的睡眠，一般每日睡眠时间为 9 小时，多数为经常倒班的人和疾病恢复期的人。

依据入睡时间和起床时间，睡眠可分为早睡早起型、早睡晚起型、晚睡早

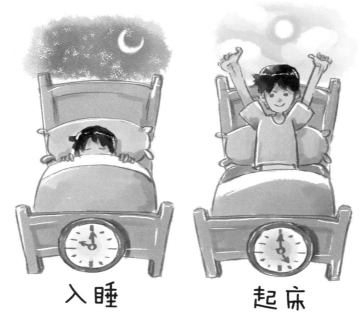

入睡　　　　　起床

起型和晚睡晚起型。

- 早睡早起型：夜晚 10 点上床，早上 5 点左右起床，睡眠时间在 7 ~ 8 小时，多见于正常人。

- 早睡晚起型：夜晚 10 点上床，早上 7 点以后起床，睡眠时间在 9 小时左右，属于长睡眠型。

- 晚睡早起型：夜晚 12 点左右上床，早上 6 点左右起床，睡眠时间在 6 小时左右，属于短睡眠型。此类人上午的工作精力差，午后至晚餐后工作能力逐渐增强。当人长时间处于这种状态时并不会影响健康。

- 晚睡晚起型：夜晚 12 点以后上床，早上 9 点左右起床，每天的睡眠时间在 9 小时，属于长睡眠型。这种类型的人大多有睡眠不足的感觉，整个上午感到头脑不清楚，精力不充沛，午后情绪与精神状态好转，入夜后精神变得兴奋，通常被称为"夜猫子"。

睡眠质量

良好的睡眠是人体健康的重要标志之一。睡眠健康的标准不是睡得越多越好，而是要有好的睡眠质量。一个短睡眠型的人，每天睡眠时间不足 6 小时，但白天没有什么不适，说明他的睡眠质量好；而一个长睡眠型的人，如果他每天睡眠时间不足 8 小时，白天就会出现明显的不适，也不能说明其睡眠质量好。因此，"睡得香"，觉醒后精力充沛、无不适感是睡眠质量好的标准。

2. 人为什么需要睡眠？

在人的一生中，约 1/3 的时间是在睡眠中度过的。美国研究人员曾做过实验，如果人连续 40 小时不睡觉，处理数字、正确说出色彩名称、回忆某件事情等精神作业能力就会明显下降；如果 50 小时不睡觉，活动能力、体力、人格等方面都会下降；如果在此基础上再把受试者单独放在一个房间内，受试者便会出现精神病似的幻觉和类似幼儿的举动；如果连续 70 小时不睡觉，人的注意力和感觉就会麻痹；到了 120 小时后，人就会陷入精神错乱的状态。不睡觉对人体的影响如此之大，而关于人为什么需要睡眠，有很多不同的理论解释，如生物钟论、恢复论与保养论、进化论等，不一而足。

生物钟论

在一天 24 小时内，个体在生活上呈现周期性的活动——睡眠、进食、工作、排泄等，都有一定的顺序，这是由个体的生理机制所决定的。这种决定个体周期性生活活动的生理作用，称为生物钟。生物钟的形成，除受个体生活习惯影响外，主要受一天 24 小时变化所决定，如一天之内的温度有显著的变化，人体的体温，在一天内也有显著的变化，在环境温度降低而人的体温也降低的情况之下，人体就会产生睡眠的需求。每天气温的变化规律，大致是午夜至凌晨 5 点最低，人的体温，也正好是在此一时段降至最低。因此，对绝大多数的人来说，晚上 11 点至次日 6 点，是睡眠时间。

恢复论与保养论

恢复论与保养论是解释睡眠必要性的两个理论。恢复论所指的恢复，包括生理与心理两个层面。就生理层面讲，睡眠可以帮助人体补充清醒活动过程中发生的精力消耗，如营养消耗后需要饮食补充，是一样的道理，此一生理层面的恢复作用，多半在沉睡阶段发生；就心理的层面而言，睡眠可以帮助人体完成清醒时尚未结束的心理活动，比如对学习信息的处理等，多半发生在浅睡阶段。

保养论是恢复论的补充。按保养论的说法，个体之所以需要睡眠，主要是为了保存精力、涵养生机，以免疲劳过度危害健康。换言之，对维护身心正常功能而言，睡眠具有自动的调节作用。

进化论

对睡眠必要性的解释，除上述几种理论之外，另有一种补充性的理论，称为进化论。包括人类在内的各种动物，之所以表现出各种不同类型的睡眠方式，是在生存过程中长期适应进化而来的。人类缺少夜行能力，而且为确保安全，免于被野兽侵袭，原始人采用穴居方式生存，最终进化成现代人类在房屋内夜间睡眠的方式。

尽管上述理论都有一定的依据，但均未得到广泛的认可。从生理学的角度分析，睡眠时身体主要在进行两个非常重要的活动：生长激素的分泌以及令免疫系统正常运作的化合物的分泌。另外，还包括身体各组织的修复及生长，日间记忆的重组及巩固，减少能量的消耗，大脑的能量补充及休息，等等。简而言之，睡眠对人体有以下作用：

恢复体力

睡眠过程中，人体的主动活动减弱，处在睡眠状态的人肌肉放松，神经反射减弱，体温下降，心跳减慢，血压轻度下降，新陈代谢的速度减慢，胃肠道的蠕动也明显减弱，体力可以得到最快速的恢复。

增强记忆力

睡眠能帮助人记住大脑刚接收到的信息，尤其是在帮助人记忆大量相似信息时特别有效。处于睡眠状态时，与特殊记忆有关的大脑神经元会活跃起来，这种脑神经反复循环的活动会增强记忆力。还有研究表明，睡眠有助于保护程序性记忆，这类记忆告诉人们怎样按程序去从事某项活动。

清除大脑代谢废物

世界级睡眠研究专家证实了睡眠的一大基础作用：自主清理大脑中的有毒代谢产物。脑细胞在思考过程中会产生代谢废物，一旦这种代谢废物过多堆积，就会引起细胞损伤，造成反应迟钝、思维不敏捷，久而久之，甚至可能引发痴呆症。保证充足的睡眠是清除这种代谢废物的有效方法。

消除精神疲劳

用脑过度时，可能身体没有不适，但易感觉精神上的严重疲劳。这是脑细胞超时处理超量信息时，大脑的自我预警：超出有效负荷，大脑需要休息。一旦进入睡眠状态，大脑会让已经长时间兴奋工作的那部分神经细胞暂缓对外界刺激做出反应，从而得到深度休息，消除精神疲劳。

增强免疫力

有实验证明，人在被施行催眠，保证充足的睡眠之后，其血液中的 T 淋巴细胞和 B 淋巴细胞均有明显上升。淋巴细胞是人体免疫系统的主力军，T 淋巴细胞和 B 淋巴细胞增加意味着机体抵抗疾病侵袭的能力得到了加强，这也在某种程度上说明了保证充足的睡眠在增强人体免疫力方面的重要性。

促进生长发育

据研究，儿童在熟睡时比清醒时生长速度要快 3 倍。这是因为，在孩子入睡后，位于大脑底部的脑垂体能分泌较多的生长激素。生长激素的作用就是促进骨骼、肌肉、结缔组织及内脏生长。因此，睡眠对于儿童不单纯是恢复体力的需要，更是促进身体发育的催化剂。

心理健康

睡眠对于保护人的心理健康与维护人的正常心理活动是很重要的。长期睡眠不足和睡眠质量差，会引发焦虑、抑郁、专注度下降、注意力不集中等问题，进而出现心理问题。

保持肌肤活性

睡眠好会让你神采奕奕、肌肤娇嫩，那是因为熟睡时的皮肤细胞格外活跃，皮肤表面的新陈代谢使皮肤能够吸收更多的营养，清除表皮的多余物质，保证肌肤细胞的再生。人在熟睡状态时，脑下垂体会分泌大量的成长激素，可以促进肌肤表皮下的真皮层生长。

促进长寿

许多调查研究资料均表明，健康长寿的老年人均有良好的睡眠。睡眠期间身体得到恢复和休养，因此能延缓衰老，保证生命的长久。

3. 人每日需要睡多久?

新生儿似乎整天都在睡觉，而随着年龄的增长，人体的睡眠时间逐渐变少。这是因为儿童在生长发育阶段，无论是大脑还是身体都尚未成熟，需要较多的睡眠时间，以保证身体发育生长的需求。随着年龄的增长，身体逐渐发育完善，而且我们的神经元会随年龄的增长而减少，从 30 岁开始，每年神经元都要减少 0.7% 左右，从 30 ~ 80 岁，我们的脑重量要减轻 100 克左右。由于我们的神经元减少，自然也就影响到我们的睡眠时间。

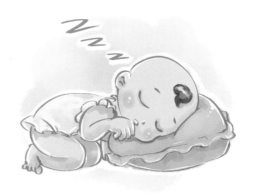

一般说来，新生儿的睡眠时间在一昼夜中可长达 18 ~ 20 小时，经过婴幼儿阶段以后便大幅度减少，在 10 ~ 20 岁逐渐达到稳定水平，大多数成年人每晚睡 7 ~ 8 小时，其余的人围绕这个中心轴做正态曲线分布。中年以后至老年阶段，睡眠需要量逐渐减少。具体而言，不同年龄段的人群每日需要睡眠时间为:

1 岁以下婴儿

1 岁以下婴儿需要的睡眠时间最多，每天需要约 16 小时。睡眠是小月龄婴儿生长发育的重要时段，

因此，必须保证婴儿有足够的睡眠时间。

1 ~ 3 岁幼儿

幼儿每天夜里要保证 12 小时睡眠，白天还需再补两三小时。具体的睡眠时间，可以根据他们自己的睡眠规律而定，比如有些幼儿习惯在接近中午时和下午晚些时候各睡一觉。

4 ~ 12 岁儿童

4 ~ 12 岁的儿童每天睡 12 小时是必要的，中午尽可能小睡一会儿。年龄偏大一些的儿童睡 10 小时，甚至 8 小时就足够了，但这个年龄段的孩子的睡觉时间也不能过长，若超过 12 小时，可能会导致肥胖。

13 ～ 18 岁青少年

这个年龄段的青少年通常需要每天睡 8 小时，且要遵循早睡早起的原则，保证夜里 3 点左右进入深睡眠。一般情况下，最好保证 0 点至 6 点为严格的睡觉时间。周末尽量不睡懒觉，因为睡觉时间过长，会打乱人体生物钟，导致精神不振，影响记忆力，并且会错过早餐，造成饮食紊乱等。

19 ～ 29 岁青年人

对这个阶段的年轻人来说，每日保证 8 小时的睡眠时间就足够了。中午适当午睡对身体有益。

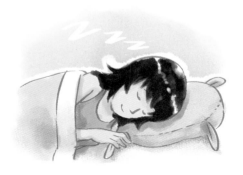

30 ～ 60 岁成年人

成年男子需要 6.49 小时睡眠时间，妇女需要 7.5 小时左右，并应保证晚上 10 点到早晨 5 点的"优质睡眠时间"，因为人在这个时间段易达

到深睡眠状态，有助于缓解疲劳。

60 岁以上老年人

老人应在每晚 12 点前睡觉，晚上睡觉的时间有 7 小时，甚至 5.5 小时就够了。老年人由于睡眠时间较短，且深度睡眠不多，白天可适当午睡。

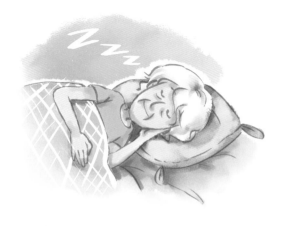

睡眠在不同的年龄阶段可以出现不同的变化，即使在同一年龄阶段，有些人睡眠差异也很大。有的健康成人一夜睡眠 3 小时或更少，而无不良影响；也有的成年人一夜睡 10 ～ 12 小时，一旦只睡 7 小时就会感到缺乏睡眠，并出现困倦。至今还没有一个研究资料能确切地表明，人究竟睡几小时才最合适，但一般认为，凡能使你第二天达到精力旺盛的状态所需的时间就是你自己需要的睡眠时间。

4. 睡眠状态会随年龄改变吗？

据研究资料显示，青年人夜间平均觉醒次数为 5.8 次，而老年人平均为 21 次，老年人夜间醒来的次数约是青年人的 3.6 倍。可见，老年人的睡眠大多很浅，而且中间频频醒来，整夜睡眠都处于不安定状态，使睡眠呈片段化。这种睡眠状态的改变与不同年龄段睡眠时相的变化有密切的关系。

一般而言，从儿童期到老年期，快速眼动睡眠会明显减少。提前 10 周出生的早产新生儿，其睡眠时间的 80% 为快速眼动睡眠；提前 2～4 周出生的新生儿，其睡眠时间的 60%～65% 为快速眼动睡眠；足月新生儿的快速眼动睡眠时间只占整个睡眠时间的 50%；2 岁时的快速眼动睡眠时间降到总睡眠时间的 30%～35%；10 岁时的快速眼动睡眠只有 25%；青春期以后约为 20%，以后大致稳定在这个水平上，直到 70 岁以前很少再有改变。因此，快速眼动睡眠的时间由出生时的 8 小时左右降到青春发育期及稍后的 1.5～1.75 小时。

因此，人随着年龄增长，不仅需要的睡眠时间会逐渐减少，且深度睡眠时间也会逐渐变少。

5. 什么是睡眠障碍？

生活中，有很多人一直忍受着各种睡眠问题的折磨，如长时间无法入睡，入睡后极易惊醒，以致很多时候都不能好好地睡一个觉。但是很多人都认为这并非什么异常，因此也常常不以为意。殊不知，常见的失眠、嗜睡、打鼾、做噩梦……这些睡眠问题不仅降低了生活质量，而且严重威胁着你的身心健康。

睡眠障碍是指从入睡到觉醒过程中出现障碍或者出现异常的睡眠行为。广义的睡眠障碍应该包括各种原因导致的失眠、过度嗜睡、睡眠呼吸障碍以及睡眠行为异常，后者包括睡眠行走、睡眠惊恐、不安腿综合征等。具体而言，睡眠障碍有以下表现：

睡眠量不正常

睡眠障碍所表现的睡眠量不正常一般包括两类情况：

● 一是睡眠量过度增多，如因各种脑病、内分泌障碍、代谢异常引起的嗜睡状态或昏睡，以及因脑病变所引起的发作性睡病。这种睡病表现为经常出现短时间（一般不到 15 分钟）不可抗拒性的睡眠发作，往往伴有摔倒、睡眠瘫痪和入睡前幻觉等症状。

二是睡眠量不足的失眠，表现为入睡困难、浅睡、易醒或早醒等。

睡眠中的发作性异常

睡眠中的发作性异常指在睡眠中出现一些异常行为，如梦游、梦呓（说梦话）、夜惊（在睡眠中突然骚动、惊叫、心跳加快、呼吸急促、全身出汗、定向错乱或出现幻觉）、梦魇（做噩梦）、磨牙、不自主笑、肌肉或肢体不自主跳动等。这些发作性异常行为不是出现在整夜睡眠中，而多是发生在一定的睡眠时期。例如，梦游和夜惊多发生在慢波睡眠的后期；梦呓则多见于慢波睡眠的中期，有些是前期；磨牙、不自主笑、肌肉或肢体跳动等多见于慢波睡眠的前期；梦魇多在异相睡眠期出现。

睡眠障碍的类型

包括失眠在内的各种睡眠障碍，在国际分类中约有 90 种，大致可分为以下 3 大类型：

● 睡眠量和睡眠品质出现问题：包括很难入眠、一晚上醒来好几次、早上很早起床，以及怎么睡都睡不够的症状在内的睡眠障碍。

● 睡眠时间出现问题：到后半夜还睡不着，导致睡到隔天中午才起床，从傍晚开始睡到半夜再起床，每天的睡觉时间越来越晚等表现的睡眠障碍。

● 睡眠过程中出现异常现象：高分贝的打鼾声，偶尔会呼吸暂停、腿部不由自主地抽动、说梦话等睡梦中出现行为异常、呼吸异常等症状的睡眠障碍。

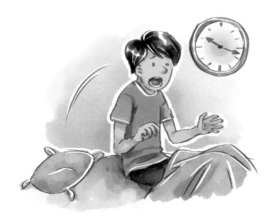

睡个好觉可以让人感到神清气爽、精力充沛,然而,睡眠质量不好会让人感到无精打采、神不守舍。在日常生活中,哪些因素会引起睡眠障碍?

环境因素

睡眠环境包括睡觉位置、寝室颜色（墙壁、窗帘和被褥颜色）、声音（包括室内声音和室外声音）、光线（室内照明或光线）、温度、湿度、通风及其他（蚊子、跳蚤、苍蝇等妨碍睡眠的虫类）。

● 睡眠环境的突然改变。每个人都有相对稳定和习惯了的睡眠环境。如果因为种种原因而改变这个环境,有些人会出现不同程度的睡眠障碍。例如,到外地出差、观光旅游、走亲访友到一个新的环境,都可能引起失眠或夜间惊醒。

● 强光。如果睡眠环境光线太强或灯光太亮,一般人难以入眠。有的人可能有一点儿光亮也会睡不着。

● 噪声。如果室内外噪声较大,会影响睡眠。除非因为某种特殊原因使你习惯了这种噪声,以致缺乏此噪声的干扰反而不能入睡,如结婚多年

的夫妇,妻子可能对丈夫的鼾声无任何不适反应,甚至没有了这种鼾声反而不能入眠。

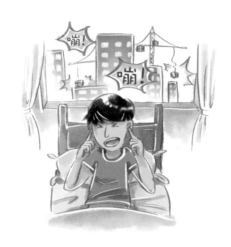

● 温度异常。高温或寒冷都会影响正常的睡眠。

● 寝具不适。枕头过高或过低、被褥过硬等均可能影响睡眠质量。

心理因素

现代医学资料显示,生物、心理、社会因素相互作用,共同影响人体的身心健康,同时这些因素也在睡眠障碍类疾病的发生、发展、治疗和预防过程中贯穿始终。因此,心理健康与睡眠有着密切的关系。据统计,有90%的人出现失眠或睡眠不佳均与心理因素有着直接的关系,睡眠时为自己或亲人的疾病焦虑、害怕手术、亲人亡故、为考试或接受重要工

作而担心等都会影响睡眠质量，进而出现睡眠障碍。

此外，因过分担心失眠或睡眠异常，造成心理负担，以致形成"失眠神经症"或"失眠恐惧症"，也会进一步加重睡眠障碍。

生理因素

一般而言，每个人都有自己的生物钟，有的人习惯早睡，有的人习惯晚睡，如果打破了业已习惯的生物钟，则可能影响睡眠质量。例如，过度的夜生活、熬夜工作、刚开始的夜班等都会影响睡眠。与此同时，年龄越轻所需要的睡眠时间越长，体重偏重的人睡眠时间也多于体重偏轻的人。

身体疾病

各种疼痛性疾病（如心肺疾病、关节炎、晚期癌症）、夜尿症、胃肠疾病、肾功能衰竭、甲状腺功能亢进等常常引起失眠；患有某些呼吸道疾病，如上呼吸道梗阻性疾病、打鼾等也影响睡眠。另外，患有睡眠呼吸暂停综合征、睡眠周期性动作等睡眠有关的疾病，也会造成不同程度的睡眠障碍。

精神疾病

抑郁症、精神分裂症、焦虑症、强迫症、边缘性人格障碍等精神疾病常伴有失眠。

睡前状态

睡前大脑过于兴奋或紧张，临睡前吃东西或进行剧烈活动，情绪激动，睡前饮浓茶、喝咖啡等都可使人难以入睡，影响睡眠质量。

使用某些药物

研究表明，经常或过量服用抗生素、糖皮质激素、平喘药、利尿剂及抗精神病药等药物，患者会出现不同程度的睡眠紊乱或睡眠障碍。另外，长期服用安眠药者，若突然停药常常会产生入睡困难；长期习惯饮酒催眠者，一旦停饮，也会出现不同程度的睡眠障碍。

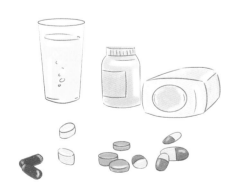

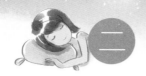

二 困扰现代人的睡眠问题

充足的睡眠、均衡的饮食和适当的运动，是国际社会公认的三项健康标准。然而，工作的紧张、交往的频繁、竞争的压力和人际间的摩擦等，让原本简单的睡眠成为困扰许多人的"大事"。

1. 扰人的睡眠问题

睡觉睡到自然醒，是很多人梦寐以求的事，但睡眠不足、睡眠质量不佳、睡不够却是不少都市人的真实写照。《2016 年喜临门中国睡眠指数报告》显示，2016 年睡眠指数得分为 69.0 分，与 2014 年、2015 年相比，提升了 2.3 分。尽管如此，中国人的睡眠质量仍未达到优质状态。

此外，让人忧心的是，饱受睡眠障碍困扰的人群正从传统的老年群体为主向青壮年群体为主转变。一份针对全国职场人士睡眠健康的调查显示，逾八成受访者称存在入睡困难、睡不踏实、多梦等睡眠亚健康状况，近九成受访者感觉睡不够，其中最感觉睡不够的是正处于"事业打拼期"的"80 后"，这一人群有 60.7% 的人感觉睡不够。

睡眠不足、睡眠质量差，已经成为困扰现代人的主要睡眠问题。

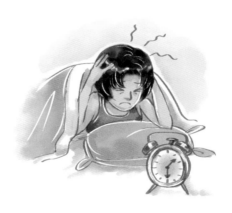

对女性来说，这种情况更为突出。女性睡眠周期的好坏受月经、怀孕、分娩和更年期激素分泌变化的影响，在各个生理阶段，睡眠会出现不同程度的紊乱甚至遭到破坏。而且，女性比男性进入和保持深睡眠的难度几乎高出一倍，每天所需要的睡眠时间至少比男性要多 15 分钟才能满足第二天的脑力和体力能量需求。

但是，现在绝大多数女性同时肩负工作和家庭的重任，生理特征带来的睡眠问题加上外来压力导致的睡眠障碍，双重的困扰就像蜡烛两头燃烧一般，使多数女性都在经历或者曾经经历过睡眠不足或者睡眠质量差的情况。

2. 失眠

失眠，指无法入睡或无法保持睡眠状态而导致的睡眠不足，又称入睡和维持睡眠障碍。导致失眠的原因是多方面的，如精神疾病、躯体疾病，有时药物及环境也会引起失眠。

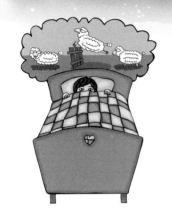

失眠的表现

● 入睡困难：很想睡觉，可躺在床上就是睡不着，翻来覆去地想一些乱七八糟的事，心静不下来，致使入睡时间推迟半小时以上。这是轻度失眠的明显表现。

● 睡眠浅容易做梦：自感睡不实，一夜都是似睡非睡的，一闭眼就是梦，一有动静就醒；有时早醒，而且醒后再入睡更难，只好瞪眼到天亮；还有的失眠症患者表现为经常做噩梦，从恐怖惊险的梦境中惊醒，出一身冷汗，紧张心悸。

● 睡眠质量差：虽然能够入睡，可感到睡眠不能解乏，醒后仍有疲劳感，不觉得自己有充分的休息。

● 睡眠维持困难：夜间觉醒次数超过 2 次或凌晨早醒后再也无法入睡，总的睡眠时间少于 6 小时。第二天感到精神不振、嗜睡、乏力等。

失眠类型

失眠的类型是多种多样的，每个人的失眠程度和症状表现也会有很大的差异。一般，根据失眠时间的长短，可分为短暂性失眠、短期性失眠和长期失眠。

● 短暂性失眠：失眠症状小于一周。当人受到刺激、情绪兴奋、精神紧张，或者睡眠习惯、环境突然改变时，会出现短暂性失眠。这类失眠一般会随着事件的消失或时间的推移而改善。

● 短期性失眠：失眠症状出现一周至一个月。严重或持续性压力，是导致短期性失眠的主要原因。

● 长期失眠：又称慢性失眠，可维持数年之久。慢性失眠的原因很复杂也很难发现，许多慢性失眠是多种原因混合的结果。一旦发现患有慢性失眠就要及早治疗。

3.伴随打鼾的睡眠呼吸障碍

很多人认为，睡觉打鼾是小事。其实不然，打鼾很多时候是一种病态，睡眠中往往还同时存在不同程度的呼吸暂停和低通气，医学上称为阻塞性睡眠呼吸暂停综合征。

睡眠呼吸暂停综合征是睡眠期间反复出现的、短暂的、可逆的上呼吸道狭窄或阻塞，引起呼吸暂停或低通气，有时伴有鼾声，引起日间过度嗜睡表现的一组综合征。临床上分为阻塞型、中枢型和混合型三种类型。这是一类常见的、严重危害人类健康的病症。

肥胖，尤其是外形肥胖者，或患有某些鼻和口咽部疾病，或颌面结构异常

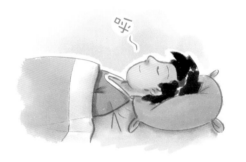

【正常的睡眠情况】
睡眠期间，喉咙肌肉放松，舌根下降，导致呼吸道变得狭窄，不过呼吸道并没有完全阻塞，所以呼吸正常。

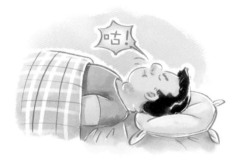

【阻塞性睡眠呼吸暂停综合征】
因肥胖、扁桃体肥大等因素造成呼吸道狭窄的状况，当肌肉放松，舌根和悬雍垂（小舌）落下时，呼吸道会完全阻塞，而使呼吸受阻。

（如小下颌）的人群，或伴有甲状腺功能减退、肢端肥大症等全身因素，都易出现睡眠呼吸暂停综合征。有些患者有家族遗传性倾向，呼吸道感染、肥胖、脖子短粗、仰卧睡觉、吃安眠药和喝酒等可以加重病情。

与正常睡眠情况相比，患有睡眠呼吸暂停综合征的人群夜间睡眠经常出现打鼾、憋气、频繁发生呼吸暂停；睡眠时动作异常、失眠、多梦、做噩梦；多尿、

尿床。白天可表现为睡眠质量差引起的瞌睡多、疲劳。

由于在睡眠中舌根后坠或咽喉部气道塌陷堵住呼吸的通路，引起呼吸暂时停止，空气不能进入到肺内，导致睡眠中缺氧、代谢废物二氧化碳不能排出，引起体内一系列变化，如慢性间歇低氧、二氧化碳潴留、胸腔负压增大等。危害最大的是长期反复的睡眠呼吸暂停，其能导致高血压，诱发冠心病、脑梗死、脑出血、肺心病、呼吸衰竭、夜间猝死、痴呆、胃食管反流等疾病，还会引起婴儿猝死综合征或影响小儿生长发育，甚至导致儿童智力障碍。

尽管打鼾可能是阻塞性睡眠呼吸暂停综合征的临床表现，但并不是所有打鼾都是睡眠呼吸障碍。只有鼾声时断时续、有起有伏、超过 60 分贝，才说明上呼吸道可能出现阻塞，这时很可能会出现呼吸暂停。与此相反，偶尔因为过度疲劳、上呼吸道感染等原因出现的打鼾，并不能说明是睡眠呼吸障碍。

因此，在现实生活中，绝对不能再认为经常打鼾是睡得深、睡得香的表现了，而应引起足够的重视，及早诊治。

睡眠呼吸暂停综合征国际诊断标准

症状：患者通常有白天嗜睡、睡眠时严重打鼾和反复的呼吸暂停现象。

体征：检查有上呼吸道狭窄因素。

多导睡眠监测检查：每夜 7 小时睡眠过程中，反复出现呼吸暂停及低通气 30 次以上，或睡眠呼吸暂停和低通气指数大于 5。呼吸暂停以阻塞性为主。

影像学检查：上呼吸道结构异常，有呼吸道的解剖显示呼吸道狭窄。

睡眠呼吸暂停综合征需与下列疾病鉴别：甲状腺功能低下、肢端肥大症、发作性睡病、喉痉挛、声带麻痹、癫痫、神经肌肉疾病等。

4. 昼夜节律失调性睡眠障碍

睡眠—觉醒周期是人类最为明显的昼夜节律。一般人每天都会在相同的时间产生睡意，在差不多的时间醒来，然而长时间昼夜颠倒的生活方式、无规律的睡眠习惯、年龄增长等因素，都会打乱身体的周期运作，造成身体不能在规定的时间起床，也就是昼夜节律失调性睡眠障碍。昼夜节律失调性睡眠障碍是指个体睡眠与觉醒的生物节律与所处的环境模式不协调而引起的睡眠障碍。

昼夜节律失调性睡眠障碍具体可分为 4 种类型：睡眠时间极端往后延，接近清晨才入睡，之后到中午才能起床的"睡眠时相延迟综合征"；傍晚即要入睡，深夜清晨醒来的"睡眠时相提前综合征"；每天入睡时间和醒来时间逐渐延后，生活习惯不是 1 天 24 小时的"非 24 小时睡眠—觉醒综合征"；入睡和醒来时间不固定，不分昼夜的"不规则睡眠—觉醒综合征"。

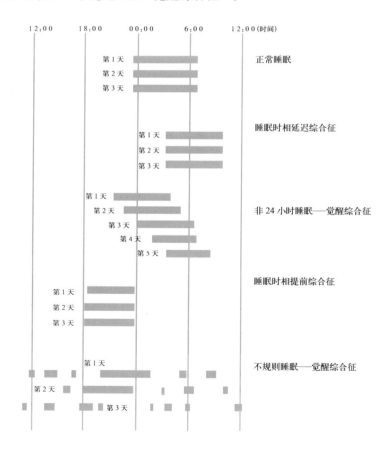

睡眠时相延迟综合征

经过一段时间的深夜学习、活动或上晚班后，逐渐出现入睡时间延迟，不能在传统时间入睡和起床，入睡时间常延迟至次日凌晨，通常要到中午或下午才起床，存在明显的入睡困难，并且一旦入睡，其睡眠的质和量均无明显改变，即便有时试图通过提前上床睡眠来纠正这种情况，但结果常常失败。这可能是出现了睡眠时相延迟综合征。

睡眠时相延迟综合征是指主要的睡眠时间比自己所期望的时间点推迟，从而导致入睡性失眠或者在预期时间醒转困难的症状。与偶尔因为加班、倒班或生活原因造成的睡眠时间延后不同，睡眠时相延迟综合征患者的睡眠时相延迟将在很长时间内维持在一个稳定的状态。患者很难调节入睡—觉醒周期，以致当病人因社会或职业需要必须在早上 7 ～ 8 点起床时，常出现觉醒困难或白天思睡的情况。

睡眠时相延迟综合征一般是长期逐渐形成的，病程很多超过 6 个月以上，且治疗效果也比较差，往往在青年人中较为常见，需要长期调整。

最后需要注意的是，有些青年人不能按照传统的作息时间睡眠可能是抑郁症的一个临床表现，因此，必要时应寻求医生帮助，进行诊断和治疗。

睡眠时相提前综合征

相比于睡眠时相延后综合征，大部分老年人会出现睡眠时相提前的情况。与正常睡眠—觉醒节律相比，睡眠时相提前综合征是指患者的入睡和觉醒时间均比正常的作息时间显著提前。老年人出现睡眠时相提前综合征与其睡眠时间短、较少参与社交活动、闲暇时间较多，晚餐和睡眠时间明显提前有关。

研究显示，睡眠时相提前综合征的遗传性相当强，同一个家庭的成员往往会出现相同的情况，而且部分人员会在年轻时就出现此征兆。

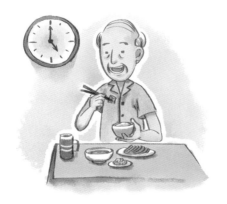

5. 非觉醒性异态睡眠

非觉醒性异态睡眠是快速眼动期睡眠相关的睡眠障碍，在儿童中较为普遍，它主要包括梦呓、梦魇、磨牙症，其表现可以单独存在，也可伴随发生，或与觉醒性异态睡眠（夜惊、梦游）并存。

梦呓

梦呓以睡眠时讲话或发出声音为特征，通常是自发的，或者被同睡者的讲话所诱发。一般发作持续时间短暂，且无情绪紧张的表现，发生的频率不高，但部分小儿可能频繁发生，每夜均有较长的讲话片段，并且伴随恼怒和仇恨的情绪表现。绝大部分小儿均不能回忆梦呓时的情景，仅有个别小儿可有做梦样的感受。

梦呓可发生于任何睡眠时相，而梦游者的梦呓主要发生在慢波睡眠的觉醒期。

梦魇

多数儿童在 3～6 岁会出现梦魇，其发作是逐渐的。父母常在小儿 2～3 岁时就发现其有梦魇现象，但小儿只有在 3～4 岁才能描述恐怖的梦。梦魇的发作次数常常在几个星期、几个月或几年后明显减少。部分儿童的梦魇与夜惊不同，总是长而复杂的梦，从开始到结束梦魇内容越来越恐怖，觉醒发生在快速眼动睡眠期，梦魇时很少有讲话、尖叫、行走。

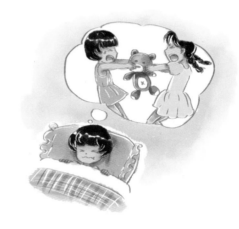

磨牙症

磨牙症以睡眠时刻板地研磨牙齿和紧咬牙关为主要特征，牙齿的异常磨损是牙齿损伤的常见表现，牙周组织的损伤可导致牙龈萎缩、炎症和牙槽的再吸收。咀嚼肌肥厚、颞下颌关节的异常也常引起面部疼痛。儿童磨牙的强度和持续时间有很大的差异，典型的发作主要在夜晚，它通常与觉醒无关，但有时也可从睡眠中醒来片刻。

虽然大多数的磨牙发生于健康儿童，但在脑瘫和智力迟缓的儿童中磨牙发生得更多。

6. 梦游症

经常在新闻报道中看到一些关于梦游的奇闻趣事，也有关于梦游的困扰，究竟梦游是怎么回事？它又有何特点？

梦游症俗称"迷症"，是指睡眠中突然爬起来进行活动，而后又睡下，醒后对睡眠期间的活动一无所知，与做梦并无关联。梦游症多发生在儿童期（5～12岁），但以5～7岁为多见，持续数年，进入青春期后多能自行消失。

一般梦游者在梦游期间可以回答一些简单的问话，但多含糊不清，很少能进行长时间交谈；梦游时，人能够躲避一般障碍物，甚至能够自己乘车，但由于人处于一种迷糊状态，还是有一定的危险。另外，由于梦游发生在深度睡眠期，梦游者并不具备意识，所以常常会做出各种各样的不寻常的事情，但往往醒来后会全然忘记梦游中所发生的事情。

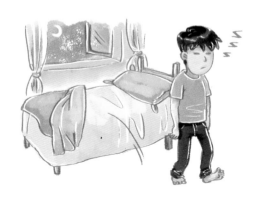

梦游的出现可能与白天过于劳累，或者精神过度紧张压抑，或睡眠过深有关。儿童的梦游多与儿童中枢神经系统、大脑调节情形与睡眠的功能不成熟有关。如果梦游的现象几个月才会出现一次的话是正常现象，不用担心；如果出现的频率比较频繁，可以到医院去，只需采取简单的方法就能治愈。

梦游 vs 癫痫

梦游发生在睡眠后1～2小时，每晚只发一次；癫痫可在夜里任何时候发作，但多在清晨发病。

梦游有时候自己不能控制动作，但不会有强直或阵挛抽搐，影像学检查也无异常；癫痫，影像学检查可查出脑内结构有不正常之处。

7. 快速眼动睡眠期行为障碍

有的老年人经常会有这样的困扰：一到晚上睡着后，特别是后半夜，会突然在床上挥动胳膊胡乱拍打、踢腿，有时还会突然坐起，发出一阵一阵的怪叫……有的老年人清醒时能回忆起梦境，或者是自己当时正在梦中要袭击他人或与动物搏斗。专家提醒，如果经常出现此种情况，应警惕快速眼动睡眠期行为障碍。

快速眼动睡眠期行为障碍是指快速眼动眼睡眠期肌肉弛缓现象消失，并出现与梦境相关的异常运动行为的发作性疾病。该睡眠障碍以男性较为多见，一般发病年龄为 50～65 岁，50 岁以上男性占 85%～90%，近 60% 的患者发病原因不明，40% 的患者与神经系统疾病有关，尤其是帕金森病和多系统萎缩。

快速眼动睡眠期行为障碍刚开始是由多次噩梦引起，不久就会表现为入睡后 90 分钟左右出现面部和肢体的各种不自主运动，伴有梦语，肢体动作一般比较粗暴、猛烈，如拳打脚踢、翻滚、坠床、踢到同床者，可能伴有大声喊叫，发作之后有些患者可以回忆做了噩梦；部分患者发作时仅表现为较频繁的肌肉抽动和喃喃

自语。患者往往需要极大声才能被唤醒，醒后可详细回忆噩梦情境，如被袭击和逃跑等。发作时用仪器检查可发现肌张力增高，无间歇性失张力，颏肌出现大量动作电位，肢体活动显著增多。

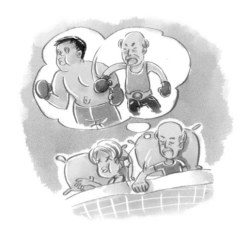

快速眼动睡眠期行为障碍发作可以每晚出现数次，也可能间隔几天甚至几个月才出现一次，一般都是因为发作时喊叫声音太大突然从梦境中惊醒或动作粗暴造成自己或同床者受伤才引起重视而就诊。

快速眼动睡眠期行为障碍并不会自然痊愈，一旦症状恶化，可造成病患本人或枕边人受伤的情况，严重者可能转变为帕金森病或路易体痴呆。

因此，有快速眼动睡眠期行为障碍的患者应及时就医，以获得有效的治疗。

8. 不安腿综合征

不安腿综合征，又称不宁腿综合征，是一种以强烈渴求肢体活动为特征的睡眠障碍，其核心症状表现为安静状态下由于腿部酸胀感、麻刺痛、烧灼感、蚁走感、紧箍感、疼痛、发凉或者难以名状的不适感觉等而产生的不可抗拒的移动双腿的冲动。病情严重时，症状可从下肢延伸到大腿、后背或上肢。不安腿综合征多在安静时发作，有时仅仅持续数分钟，有时则整夜不停，活动下肢可以使症状明显减轻，但患者在休息一段时间或入睡以后症状会明显加重，但随着疾病进展，该症状在白天也会出现。

不安腿综合征包括原发性不安腿综合征和继发性不安腿综合征。多数不安腿综合征患者为原发性，常有明确的家族史，发病年龄较轻，病程较长，可以在一段时间内自然缓解，随年龄增长症状有加重趋势。继发性不安腿综合征与患者原有某些疾病或环境因素有关，发病机制可能与铁缺乏有关，如患有缺铁性贫血、妊娠期和尿毒症时可并发不安腿综合征，还可见于帕金森病、2型糖尿病、多发性神经病及类风湿性关节炎等患者。

不安腿综合征虽然不是器质性病变，但是给患者带来的危害是显而易见的。主要表现在以下几个方面：

● 引起患者失眠或靠服安眠药入睡，患者出现整天疲劳、记忆力减退、精力不足、情绪低落等行为，严重影响患者的生活和工作。

● 睡眠质量差而影响血压波动，尤其对于老年患者来说，经常失眠会诱发心脑血管疾病。

● 患者夜间活动造成其配偶或同寝室者的睡眠常常受到干扰甚至出现失眠症状。

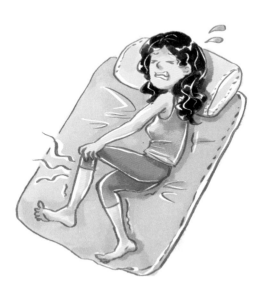

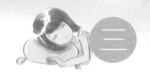

三 睡不好，健康问题多

据中国睡眠研究会公布的资料显示，患有睡眠障碍的人不仅白天疲倦、嗜睡、注意力分散、记忆力减退、反应能力下降，而且会引起烦躁、焦虑、易怒、抑郁，严重的会引起心理障碍和精神疾病。

1. 睡不好，就易发胖

研究发现，在体重正常的人当中，睡眠减少会增加人体的能量摄入，却不会增加人体的能量消耗。不过，也有很多人会说，我睡眠不足的时候食欲不太好，并没有吃更多的东西，为什么也会发胖呢？

究竟睡眠不足与肥胖之间有什么关联？有长期睡眠障碍为什么更容易发胖？

睡不好影响蛋白质合成

深睡眠时身体组织蛋白质合成速度加快，充足、高质量的睡眠有助于打造健壮的肌肉，进而提高身体的基础代谢，而睡眠质量低下则导致肌肉量减少、基础代谢降低，久而久之，则会造成肥胖。

睡眠不足，瘦体素下降，饥饿激素上升

除了生长激素外，人体内其他激素，如褪黑素、瘦体素、饥饿激素等的水平也与睡眠密切相关。瘦体素由脂肪组织分泌，通过与下丘脑中有关受体结合以抑制食欲，减少摄食量，并能兴奋交感神经系统以促进脂肪分解；饥饿激素由胃黏膜细胞分泌，通过与下丘脑中有关受体结合以增强食欲，增加摄食量。

美国和英国的研究均发现，睡得少的人，血液中促进饱足感的瘦体素会下降，而增加饥饿感的饥饿激素则会上升，使得人胃口大增，进而增加肥胖的风险。

睡眠时长对瘦体素与饥饿激素的影响

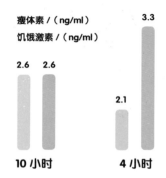

睡不好，降低胰岛素敏感性

胰岛素除了促进身体组织细胞对葡萄糖的摄取和利用外，还能促进脂肪合成，抑制脂肪分解。当出现睡眠障碍时，身体组织对胰岛素的敏感性就会降低或丧失，即出现胰岛素抵抗时，会使人体对脂肪的分解出现紊乱，进而引起肥胖。

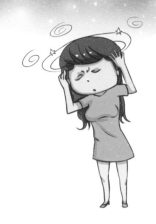

总之，对现代人来说，为了控制体重，预防肥胖，保持高质量的睡眠与合理饮食、规律运动同样重要。

2. 睡不好，警惕高血压

正常情况下，人在夜间的血压低于日间水平，但睡眠不足或睡眠质量差，则会引起夜间血压水平升高。睡眠时间减少和高血压之间的关系似乎在中年人中更为显著。

和睡眠时间相比，睡眠质量差是顽固性高血压的一个独立的相关因素。实验证据表明，睡眠被打断会刺激交感神经系统并提高皮质醇水平，而这两者都可引起血压升高。

失眠与高血压

失眠会导致睡眠时间减少、睡眠质量差等睡眠障碍，而长期的睡眠障碍会带来反复的精神紧张、焦虑、烦躁、激动、担忧等情绪，打破人体大脑皮质兴奋—抑制的平衡调解机制，使得小动脉血管收缩，周围血管阻力增加，从而导致血压升高。

睡眠呼吸暂停综合征与高血压

有研究表明，睡眠呼吸暂停综合征患者中高血压的患病率高达50%～90%，睡眠过程中每小时多1次呼吸暂停，高血压发病率约增加1%的概率。

这是因为睡眠时上呼吸道分泌物增多或阻塞，引起血氧饱和度下降，二氧化碳浓度升高，从而导致交感活性增强，而交感活性亢进可造成周围阻力小动脉发生代偿性改变，引起管壁肥厚，管腔狭窄，对缩血管活性物质的反应性增高，使之出现血压升高，并常因血压改变而发生各种心律失常及并发其他心血管疾病。

3. 睡不好，易患糖尿病

提到糖尿病，我们可能更多会关注饮食、运动、遗传等关联因素，很少会想到与睡眠，也几乎不会在意睡眠与糖尿病的关系。

美国科学家的一项研究显示，与每天睡 7 ~ 8 小时的人相比，睡眠时间不足 5 小时的人患糖尿病的比例要高出 2.5 倍，长期睡眠质量不佳的人更容易得 2 型糖尿病。

还有研究发现，年轻健康的实验对象连续 4 天每天只睡 4.5 小时之后，身体周围组织对胰岛素的敏感性降低约 30%，他们的血糖转化、利用效率显著下降，餐后血糖居高不下，胰岛细胞功能也明显下降。睡眠时间过多（比如每天超过 10 小时的睡眠），也可引发心血管疾病、糖尿病、肥胖等多种健康问题。

长期睡眠质量不佳、睡眠时间不足或过多等，都可导致体内代谢紊乱，导致胰岛素抵抗，从而引起高血糖，增加 2 型糖尿病的患病概率。

因此，不管是对糖尿病的预防，还是糖尿病患者的治疗来说，保证高质量的睡眠，可有效配合糖尿病的饮食、运动与药物的控制效果。

4. 睡不好，小心招来癌症

动物实验显示，碎片化和断断续续的睡眠会影响免疫系统，使其抗癌能力减弱。长期睡眠不足或睡眠质量差，一方面会降低人体的免疫功能。人体免疫力降低，就会严重影响免疫细胞对癌细胞的清除能力。成人几乎每天都产生数量不多的癌细胞，这些癌细胞在免疫细胞的监控下得以"自动"清除，从而控制癌细胞数量聚集造成"集群伤害"——肿瘤。另一方面，夜间灯光会破坏人体褪黑素的形成。缺少褪黑素，白血病、乳腺癌、前列腺癌等就容易找上门。

人体一旦患上癌症，癌症引起的病痛及心理压力也会降低睡眠质量，进而形成恶性循环。

因此，不管是何种原因所致的睡眠不足或睡眠障碍都要积极改善，以预防癌症的出现。

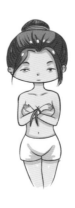

5. 睡不好，或致老年痴呆症

老年痴呆症是一种进行性发展的致死性神经退行性疾病，它的出现与脑部功能的退化有密切的关系。据报道，美国科学家通过对 2700 名老年人进行研究后发现，与每天睡 7 小时者相比，每天睡眠时间少于 5 小时或超过 9 小时的人心智功能往往较低。

另外，据英国《每日邮报》报道，睡眠质量差的人年老后更容易患上老年痴呆症；美国加利福尼亚大学研究发现睡眠时打鼾可能损伤老年女性的认知能力，严重时可引发痴呆。为什么睡不好会增加患老年痴呆症的风险呢？

科学研究表明，每晚睡眠状况不好的人，其大脑中 β - 淀粉样蛋白的沉积量较多，这种化合物被视为老年痴呆症的明确标志物。因此，缺乏睡眠会妨碍大脑清除这种废物，从而引起老年痴呆症。随着老年性痴呆的加重，伴随的睡眠障碍也日趋严重，34% ~ 82% 的老年痴呆症患者会出现睡不好、睡眠质量降低的情况，这不但明显降低了痴呆病人及家属的生活质量，还可进一步加速病人记忆力的下降，形成睡眠障碍与老年痴呆症的恶性循环。

一般而言，老年痴呆患者的睡眠障碍包括：入睡困难、夜间觉醒次数增多、早醒、睡眠中拳打脚踢、滚落下床、睡行症、梦魇、日间"打盹儿"或小睡明显增多，以及中重度痴呆病人常出现的"日落综合征"。

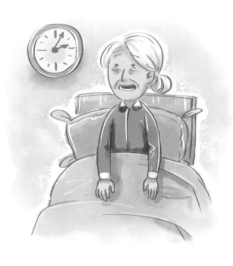

（日落综合征是指黄昏时分出现一系列的情绪和认知功能的改变，例如：情绪紊乱、焦虑、亢奋和方向感消失等，持续时间为几小时或者整个晚上。）

睡眠质量差是中老年朋友的常见问题，但并未引起足够重视。由于睡眠障碍往往在痴呆、帕金森病等病出现临床症状前数年甚至十余年前出现，如果您或家属正受到睡眠不良的困扰，请及早就诊，及时治疗，从而延缓甚至预防老年痴呆症的发生。

6. 睡不好，小心抑郁症

失眠、睡不好，是很多人都面临的困扰，多数人很难将失眠与抑郁症联系起来。殊不知，失眠往往是抑郁症的先兆，长时间失眠很可能会发展成为抑郁症，而抑郁症又会加重失眠，形成恶性循环，使抑郁症的治疗难度倍增。

有调查结果显示，失眠患者的抑郁症发病率比非失眠患者高 3 ～ 4 倍，并且绝大多数的抑郁症患者都伴有失眠，而失眠还会导致抑郁症迁延不愈，降低生活质量，甚至增加自杀的概率。

因此，积极调整睡眠，提升睡眠质量，对防治抑郁症有十分重要的意义。

7. 睡不好，免疫力下降 50%

睡眠质量差的人会有注意力下降、认知功能障碍、记忆缺失和非自愿地进入睡眠等神经精神改变。这一点，已经被证实。然而其中有一部分人除了上述经历之外，还伴随着多次头痛流涕、咳嗽发热的感冒症状。同时，我们还发现，在经历流感或轻度感染时，人体有主动寻求睡眠的倾向，而睡了一大觉后感觉就好多了。

这是身体的自我保护反应，通过睡眠抑制机体其他功能，突出免疫功能，帮人体抵御病原体的侵扰。

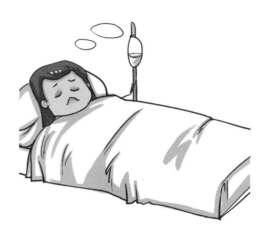

当睡眠不足时，白细胞——肌体的免疫细胞没有足够的时间和活力发挥功效。如果经常每晚深度睡眠少于 5 小时，身体对病菌的抵抗能力会下降 50%！这是因为，睡眠不足会促进夜间"颗粒性白细胞"的产生。颗粒性白细胞会对身体压力有直接的反应，而睡眠不足使白细胞的日夜分泌节奏出现紊乱，导致身体压力越发巨大，进而导致身体免疫力低下。

免疫力一旦低下，会导致身体弱化对细菌、病毒以及本身存在于体内的癌细胞的防守能力，细菌、病毒就容易趁虚而入进而导致疾病的发生。

8. 睡不好，皮肤问题多

随着时光的消逝，你是否发觉眼角的皱纹逐渐加深？记忆力也开始衰退？身体似乎也大不如从前？这个时候很多人都会感慨"真的老了"。其实，这一切也许只是因为你长时间睡眠不足造成的。都说"睡觉是最好的美容"，良好的睡眠不但能够让疲惫的肌肤休憩，恢复肌肤活力与再生，还能促进皮肤对护肤品的吸收。然而，长期睡眠不足或睡眠质量差，则会引起多种皮肤问题。

黑眼圈

熬夜时头颈一直处于直立状态，血液是从眼睛外侧发际处往下流动，一旦身体疲累、代谢不良，血液循环的速度就会减慢，下眼睑处就容易形成一圈发青的色块。同时，眼睛也得不到足够的休息，而使黑眼圈更加严重。

皮肤粗糙、老化

睡眠时，身体释放出的生长激素会使皮肤细胞更新加快，骨胶原及角蛋白的制造亦同时加快。美国一项研究显示，当睡眠时间不定，激素的高低亦会随之浮动，这与肌肤的粗糙有很大关系。另外，当皮肤微血管得不到充足血液时，皮肤细胞组织的新陈代谢会因皮肤缺乏营养而受到很大阻碍，随后迅速衰老。

粉刺、痘痘暗生

经常睡眠不足，会使皮肤自身的新陈代谢发生变化甚至紊乱，从而导致肌肤油脂分泌异常。如果汗孔被堵塞或者因为其他原因导致排油不畅，那么皮脂腺继续分泌，皮脂就在汗孔中累积起来，生成粉刺、痘痘，影响皮肤美观。

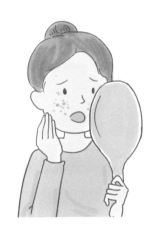

肌肤干燥缺水

当角质代谢速度缓慢，粗厚角质堆积在肌肤表面时，会使肌肤保水力变弱，水分从排列紊乱的角质间隙不断向外蒸发，皮肤就会越变越干。

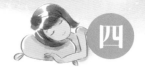

四 拥有好睡眠并不难

经历了疲劳的一天，有什么比美美睡上一觉更让人感觉神清气爽？然而，上次安然入眠已不知过了多久？现在，不要再缅怀过去，行动起来，找回你的好睡眠。

1. 你的睡眠还好吗？

研究表明，占整个睡眠时间大约 55% 的浅睡期和轻睡期，对解除疲劳作用甚微，而只有进入深睡眠状态的中睡期、深睡期及快速眼动睡眠期，才对解除疲劳有较大作用。因为在深睡眠状态下，大脑皮质处于充分休息状态，这对于消除疲劳、恢复精力、免疫抗病等都有至关重要的作用。然而这种深度睡眠，只占整个睡眠时间的 25%。因此，对睡眠好坏的评价，不能光看睡眠时间，更重要的是看睡眠质量。

测试：你的睡眠质量好吗？

回答下面 10 个问题，每个问题有 3 个备选答案：A 经常（记 5 分）；B 有时（记 3 分）；C 从未（记 0 分）。

☐睡眠时间没有规律，不能按时上床睡觉。

☐工作或娱乐至深夜。

☐躺在床上脑子里全是白天见过的人和发生的事，难以入睡。

☐入睡后，稍有动静就醒。

☐整夜做梦，醒来时觉得很累。

☐很早就醒来，比平时早醒 1 ~ 2 小时，且不能再入睡。

☐有点不顺心的事就彻夜难眠。

☐换个地方就难以入睡。

☐一上夜班就睡眠不好。

☐需使用安眠药，才能安然入睡。

评分：

总分在 20 分以上的，说明你存在严重的睡眠障碍。

总分在 5 ~ 20 分的，说明你的睡眠质量比较差。

总分在 5 分以下（没有 A 项），说明你的睡眠质量良好。

如果你的评分在 5 分以上，且包含有 A 项，则要引起重视，积极通过有效的方法改善睡眠质量。

2. 摆脱错误的睡眠观念

如果有睡眠障碍或困扰，相信在资讯发达的今天，很多人都会在网络寻找"帮助入眠的建议"。但在众多信息中，难免会有鱼目混珠的错误讯息充斥其间。只有辨别这些错误的睡眠观念，才能找到正确信息，有效提升睡眠质量。

饮酒可以助眠

现实生活中，很多人有在睡前喝点儿酒的习惯，认为这样能很快入睡。不过专家认为，这种做法是不可取的。

人在睡觉前饮酒，虽然可以通过酒精来麻痹神经，起到帮助人入睡的作用，但若长期如此，会使人的神经产生对酒精的依赖性。这种依赖性一旦形成，当人们不喝酒时，就很难入睡了，并会因此而引发失眠。另外，人在睡觉前饮酒，会使酒精等有害物质在人体内长时间地积存，这会给人的视网膜带来损害，还会使人体的反应能力下降。因此，人们在睡觉前千万不要喝酒。即便在大量饮酒后十分困乏的情况下，也应坚持 1 小时后再入睡。

此外，睡前在床上看电视、看小说、听音乐、玩手机等，都会影响入眠效果。

宝宝睡觉一有动静，就轻拍他

婴幼儿的睡眠分为深睡眠和浅睡眠两种状态，在其睡眠过程中，这两种状态基本各占 50%，而且是不断交替的。深睡眠时，宝宝处于完全休息状态，除了偶尔的惊跳和极轻微的嘴动外，没有其他活动；浅睡眠时，宝宝的手臂、腿和整个身体经常会有些活动，脸上还可能会做怪相、皱眉、微笑等，这些都是浅睡眠时期的正常表现。如果宝宝出现轻轻抽泣或肢体活动，不要急着去拍他、抱他或者给他喂奶，宜先观察一段时间再进行处理，否则会弄醒宝宝，影响宝宝的睡眠。

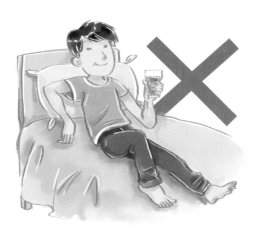

做梦多说明睡得不好

很多人都认为睡觉做梦说明睡得不好，一旦做梦便忧心忡忡。其实，这种观点是不对的。做梦是人的一种正常的生理现象，每个正常人在睡眠的过程中都会做梦。一般来说，一个人每夜做梦不超过4次都属正常，不会影响到其睡眠的质量。但需要注意的是，若一个人经常做噩梦或做梦的次数太多（每晚做梦超过4次，甚至达到十几次），就应及时去看医生，否则其睡眠质量不仅难以保证，还会使其身体出现问题。

周末补觉

一些上班族喜欢在周末"补觉"，却发现尽管睡的时间长，但精神状态并没有比平时好。

过多地"补觉"，其实是一种

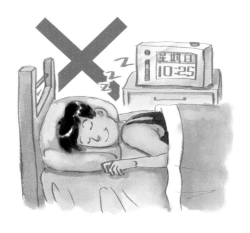

无效睡眠，纯属浪费时间，而且突然改变的睡眠时间使得自身的生物钟无法适应，会导致一定程度的神经衰弱，甚至影响消化道内分泌，出现食欲不振、食物沉积在胃里的饱胀感，严重的还能引发消化性溃疡或冠心病等疾病。

因此，平时应尽量避免熬夜，不要等到周末才补觉。

吃安眠药必定会有依赖

很多人对安眠药有着不可言说的抗拒，担心不良反应，担心产生药物依赖，即便失眠严重也拒绝用药，结果病情越来越重。

其实，对安眠药的抗拒完全是没有必要的，如果连续几天失眠，可在医生的指导下适当用一些药物帮助入睡。医学发展到现在，很多不良反应小的新型镇静催眠药物投入临床使用，一般都不会形成依赖性，安全性也较好，适当服用，可有效降低睡眠障碍带来的不良影响。

3. 重建你的睡眠

睡眠是每天都需要经历，且关系第二天精神和身体状况的"大事儿"。如果遭遇睡眠不足、睡不好等睡眠困扰，不妨从日常点滴开始，改变生活，重建你的好睡眠。

调节生物钟

有的人适合早睡早起，有的人适合晚睡晚起，不过大多数人是晚上10点左右上床，早上6点左右醒来。如果过早或过晚上床、起床，就会打乱人体生物钟的规律，影响睡眠质量。因此，个人应根据自己的生物节律合理安排睡眠和活动时间，不到不得已，不要"破例"。

如果因为时差、倒班工作或熬夜影响了自己的生物钟，造成睡眠问题，你可以尝试下面的方法，或许能帮你更早入睡，而且睡得更好。无论何时上床睡觉，每天都在固定的时间起床，并且在睡觉时候，尽量营造舒适的睡眠环境。即便是在周末或是本该活动的时间，也不要长时间赖床。

放松身心

身心放松，不仅有助于快速入睡，还对提高睡眠质量大有裨益。

●　创造放松时间。在睡觉前保留至少45分钟至1小时来放松自己，避免在睡觉前整理财物工作、看夜间新闻或是做任何刺激大脑的事。有焦虑症或压力过大问题的人，不妨练习有韵律感的腹部呼吸，它能帮你转移焦点，让你更注意自己的身体。

●　营造温暖舒适的睡眠环境。舒适的睡眠环境也有助于放松身心，从房间温度到舒适的床单、柔软的枕头等，所有的东西都是你喜欢的。

●　用音乐放松心情。听些轻音乐，你可以选择大自然的音乐，如虫鸣、鸟叫、流水声、风声等，你觉得自己仿佛置身于大自然时，就比较容易放松自己。

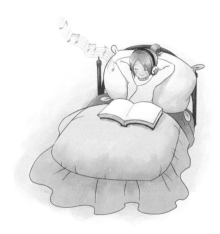

●　做些放松运动。在睡前做一些简单的伸展运动或瑜珈，可以让你松弛肌肉，纾解紧绷情绪。伸展肌肉几秒，然后再放松，这有助于缓解压力，放松后的筋骨能让你更容易进入梦乡。

你是否经常难以入睡？遇到这种问题是靠药物解决还是找出原因？睡眠问题不会无缘无故找上门，当出现睡眠问题应及时找到原因。有时原因其实很小，只是我们不曾注意过。本章将为你找到那些容易被忽略的影响睡眠的不良习惯和糟糕的环境。

Chapter 2

掌握熟睡技巧，睡眠自然好

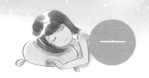

一 养成良好的睡眠习惯

好的睡眠习惯可以让人的睡眠质量加倍提升，轻松入睡，还有益健康。当出现睡眠问题时，不妨找找自己有哪些不良睡眠习惯。找出问题所在，并进行调整，才能拥有高质量的睡眠。

1.睡前不要长时间看手机、电脑

手机和电脑已成为现代人生活中不可缺少的物品，二者在给我们的生活带来方便的同时，也带来了不少困扰。睡前长时间玩手机和看电脑不仅会对眼睛造成伤害，引起眼睛干涩、疲劳、重影、视物模糊，甚至头颈疼痛等毛病，还会使大脑处在极度兴奋的状态，严重影响到睡眠质量。

睡前玩手机，很容易玩起来就忘记了时间，使原本可以达到8小时的睡眠时间，在不知不觉中缩减。对于上班族和学生而言，白天就已经被工作、学习压得透不过气，到了晚上该好好休息的时候，又被手机给占据了部分时间，这样一来，人体的自我调节和修复时间大大缩短，就会感觉越加疲惫不堪，整个生物钟都会遭到破坏。

研究表明，在床上使用1小时的手机、平板电脑或者其他一些会发出光线的电子产品，会使人们生成褪黑素的总数减少约22%。而一旦人们的褪黑素受到了这种程度的抑制，人的生理周期也将受到影响，直接影响便是让人始终处于浅睡眠状态，而无法进入深度睡眠，并大大减少了人们的睡眠时间。

在正常情况下，人们的体温是白天高，夜晚低，二者温差维持正常情况，则容易获得深度睡眠。如果临睡前使用电脑，明亮的显示屏和开关程序的活动会对眼睛和神经系统造成强烈的刺激，破坏体温变化规律，使原本该降低的体温处于相对较高的工作状态，进而影响睡眠质量，甚至出现失眠、多梦等睡眠障碍。晚上玩电脑的人，应在睡前2小时关闭电脑。

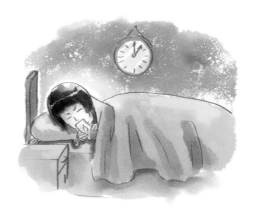

2. 作息要规律

"日出而作，日落而息。"这句话是说人一天的活动应随太阳的升起、降落而定。人生活的规律性主要受太阳、地球、月亮等天体活动规律的影响。作息不规律会扰乱人的生物钟，造成睡眠障碍，使人体激素的分泌出现混乱的情况，导致神经紊乱，影响身体健康。生物钟紊乱也是疾病、衰老、死亡的主要原因，因此调整好作息时间不仅对睡眠，对整个人的状态都是有益的。

一天之内，人体某些器官白天功能强，夜间进入休息状态，还有一些器官则是夜间活动，白天休息。所以作息规律才能使各器官正常运行，任何试图更改生物钟的行为，都将增加身体患病的概率。平时我们应尽量每天准时起床、准时睡觉，才能保证充足的睡眠时间。如果我们坚持良好的作息制度，定时起床，定时休息，体内的生理性物质到时候就会自动调节，使睡眠节奏和生物钟同步，到了睡眠时间人就会轻松入睡。如果一个人长期打乱睡眠规律，经常开夜车，整夜看电视、跳舞等，就会破坏原有的睡眠规律。养成规律的作息时间，就要按照固定的时间进行自己的生活，一天中，吃饭、起床、锻炼、学习、睡觉、工作、休息等都要有规律

地安排，并按照一定的顺序进行。

养成按时起床、按时睡觉、按时工作的习惯，可保证全天精力充沛，不易生病，提高生活、工作效率。如每天在固定的时间学习和钻研某一内容，时间长了，效率便会提高。一般而言，一天中，起床的时间宜在早上 5 ～ 6 点；上午 10 点至下午 3 点这段时间，工作效率较高；午睡时间宜在下午 1 点左右；下午 4 点左右，适合锻炼。如果合理安排白天的生活，晚上按时入睡，许多睡眠问题便会得到解决，而且规律作息还会让人躺在床上的时间更少。

反过来说，如果作息时间不规律对人体是会造成很大伤害的。例如常见的晚上熬夜，就是一个对身体伤害极大的行为。从中医的理论上来说，11 点至 1 点是子时，此时是胆经值班的时候，如果这个时候还不休息，那么会对胆造成很大的伤害。1 点至 3 点是丑时，此时是人体排毒的一个重要时段，肝脏是身体内以代谢功能为主的一个器官，如果此时不休息，肝脏就无法完成毒素的排泄。3 点至 5 点是寅时，这也是一个比较重要的时段，此时不休息，直接影响到心肺的功能。

3. 假日也要早起早睡

平时要养成早起早睡的习惯，因为睡眠模式的启动是在每天早上，早起，晚上就会比较快入睡。早上晚起，晚上大脑还会停留在白天的状态，难以入睡。许多人平时睡眠时间少，想在假日的时候补觉，这样做会打破作息规律，不仅不会消除疲劳，还会加重睡眠问题，越睡越累。

有些人周末睡觉，上午一睡到中午，中午一睡到晚饭，弄得头晕脑涨，不仅一整天都无精打采，还会影响到工作日睡眠规律。假日晚睡，到了工作日就算早一点儿睡，身体也还处于活动模式，眼睛炯炯有神，躺在床上也睡不着。如果假日打破了平时的作息规律，到了工作日便会倒不过时差，早起十分困难，这也是通常人们在周一感到非常疲劳的原因。

睡眠实际上很难补回来，缺了就是缺了，许多人在周末饱睡一顿之后，觉得精神奕奕，只能说是缓解了部分疲劳感和睡眠回归正常的结果，长期如此肯定会出问题。若每天睡眠不规律，在该休息时不休息，长此以往缺觉，对身体造成的体力透支、反应迟钝、免疫力下降、记忆力低下等种种问题，是不能靠一两天的狂睡弥补的。一般来说，深睡眠从晚上10点开始到次日三四点结束，如果是在夜间12点至凌晨1点入睡，这时香甜的睡眠已经少了大半，此后即便睡到次日中午，大部分时间也是垃圾睡眠。因此，想要消除工作的疲劳，周末补觉是不可取的，不如平时注意养成良好习惯，并保持良好的心态。

有些科学家指出，假日作息与工作日作息时间大不相同，易导致生物钟大乱，并容易发胖。而假日与工作日睡眠时间差异越大，发胖或肥胖引发疾病的可能性就越大。因此，要尽量保持固定的睡眠时间，不要因为放假而有大幅改变。

这里提供几个能帮助你早起的小技巧：

- 晨光的照射：晨间的光能让人体生物钟重新设定，真正清醒。晨间的光线也有助于抗忧郁，同时帮助夜晚熟睡。建议可以在睡前将卧室的窗帘微微打开，等天亮时，就会有自然光照射到房间里了。

- 精油提神：平常可以在枕头边放茶树、薄荷或柠檬类的精油，都能有效提振精神。

- 早上上网：目前最能帮助早起的工具非"网络"莫属了，晚上上网有许多不好的影响，但早晨上网，明亮的屏幕可以帮助大脑快速清醒。

4. 分段式睡眠不能提升睡眠质量

分段式睡眠是一个涵盖性术语，是一种不同于传统的睡眠方式，能够减少每天 2 ~ 5 小时的睡眠时间。分段式睡眠把睡眠分为几个较小的部分，将睡眠分布于一天的各个时段中，目的是使人们睡得更少，却能保持精力充沛。相传，达·芬奇每 4 小时睡 15 ~ 20 分钟，这样一天下来只睡 2 小时左右，余下大把的时间从事创作，而且能保持充沛的精力。这种睡眠其实是一种多相睡眠（Polyphasic Sleep），意思是把完整的睡眠时间分割开来。

不过，到目前为止，尚未有科学的研究证明这种睡眠方式是有用的。史上唯一有所记载的长时间实施了"达·芬奇睡眠"的人叫巴克米斯特·富勒，是一名工程师和设计师。他在两年的时间里，每隔 6 小时睡 30 分钟，也就是说每天只睡 2 小时，最终因为作息时间与其他人不合拍而终止。

虽然有不少人提倡分段式睡眠，但有专家认为，分段式睡眠并不可取。因为夜间睡眠一般有 5 ~ 6 个由浅度睡眠到深度睡眠周而复始的周期，从入睡到深度睡眠一般需要 50 ~ 60 分钟，只有在深度睡眠状态下，大脑才能得到充分休息，这对消除疲劳、恢复精力、提高免疫等至关重要。分段式睡眠则会破坏睡眠规律，影响大脑休息。如果一个人休息的时候，只有浅睡眠而没有深睡眠的话，那么他的休息是不充分的，依旧会很疲劳。采用分段式睡眠，睡眠质量欠佳，不能使疲惫的大脑得到恢复。

不少科学家认为，晚上不正常睡觉，白天以多次打盹的方式来补充睡眠也是不可取的，因为这也是分段式睡眠的一种。我们的大脑根本无法适应"多次打盹"的睡眠模式，脑电波和其他生理指标的研究显示，我们的生物节律是双相而不是多相的，这决定了我们的身体总是倾向于一个整块的睡眠时间。而试图利用多次短暂的睡眠来减少睡眠总量的做法，会让睡眠不同阶段的时间都在缩减，扰乱生物节律，最终可能会出现类似于睡眠剥夺和睡眠节律紊乱症的症状，例如身体功能减退、焦虑和紧张感增强、免疫力下降。

分段式睡眠只能是对基础睡眠的一种补充，如果将其作为主要的睡眠模式，则很可能因干扰生物节律而产生负面效果。

5.睡前避免剧烈运动

适当运动可以促进大脑分泌抑制兴奋的物质，并促进深度睡眠，迅速缓解疲劳，增强体质，从而形成一个良性循环。很多睡眠质量不高的人，都可以通过适量运动得到改善。为了打造优质的睡眠，我们可以做一些适宜的运动，但切不可做剧烈运动，这样会造成运动过度，影响睡眠。

晚上锻炼的人以上班族居多，这是因为他们无法在白天运动，只能晚上下班后，去健身房或在室外运动。这样强烈的运动过后，会满头大汗，然后带着疲惫的身体回到家中。也许有人认为身体疲惫后，会更易入睡，其实身体只有在白天有一定的疲惫后，晚上才能安然入睡。而晚上并不适宜做剧烈运动，即使身体疲惫，大脑也还处于兴奋状态，对睡眠只有坏处，没有好处。所以经常在晚上做有一定强度运动的人，晚上到了睡觉时间反而无法熟睡，白天却非常想睡。这是因为运动会使人体温升高，而睡眠需要人降温。

人类本身就具有的生物钟，一过晚上9点，就会为了准备睡觉而开始降低体温。体温最低的是深夜时段，而这个时段也是睡意最强的时候。晚上9点以后，体温会一口气下降，若在这时候运动，新陈代谢就会活跃地进行，带动体温上升，这么一来，人就会处于兴奋状态，结果睡意就完全消失不见了。

因此，临近入睡，应该避免做剧烈运动和大量出汗。睡前肢体处于兴奋状态，体温过高，都会降低睡眠质量。通常，睡前6小时内应停止剧烈运动。

有关专家提出下午4点到6点，特别是太阳西落时，人体运动能力达到最高峰，视、听等感觉较为敏感，心跳频率和血压也上升，是锻炼的最佳时段。当然，这个时间段的运动也不宜过于剧烈。

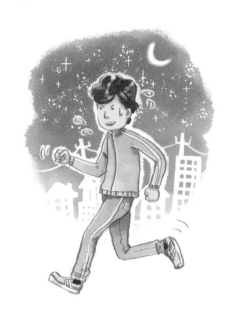

6. 不睡回笼觉

人在刚睡醒的时候，大脑由抑制状态向兴奋状态过渡，可此时大脑皮质还会自动发出浅睡眠的指令，让人想继续睡觉。此时如果再睡，就是俗称的回笼觉。

早晨是一天中精神状态最好的时候，经过一夜的休息，大脑细胞经过调整，负担最轻，最容易"听从指挥"。可是，当第一次醒来后，与睡过回笼觉之后再醒来的状态是大不一样的，第一次醒后，哪怕睡眠不足，也会很容易地转为兴奋状态；而睡回笼觉之后再醒来，却出现懒散疲惫的状态。

睡回笼觉的危害有很多，也是一种不健康的睡眠方式。现代人的生活忙碌、节奏快，所以往往容易让人在休息之余产生惰性，不想起床，或者起床后又回去睡觉的现象。其实，睡回笼觉会打乱人的生物钟。正常人体的内分泌及各种脏器的活动，有一定的昼夜规律。这种生物规律调节着人本身的各种生理活动，使人在白天精力充沛，夜里睡眠安稳。如果平时生活较规律而到假期睡回笼觉，则会扰乱体内生物钟，使激素分泌出现异常。长时间如此，则会精神不振，情绪低落。

有些人吃完早餐或晨练回家后，喜欢再睡回笼觉，尤其是老年人。但机体在活动后新陈代谢和思维速度会加快、肢体灵活性增强，若此时再睡回笼觉，很快由运动状态转为相对静止状态，将使含有大量代谢废物和二氧化碳的静脉血淤积于肌肉、韧带、关节、皮肤等组织中，回心血量减少，致心、脑、肝、肾等脏器缺血缺氧，容易出现四肢无力、疲乏的感觉，对心肺功能的恢复也不利。

如果本身睡觉时间比较长还经常喜欢睡回笼觉的人，容易头昏脑涨，造成记忆力下降。这是因为一夜休息后，继续睡回笼觉会导致睡眠中枢长期处于亢奋状态，而其他神经中枢由于受到抑制时间太长，其功能恢复活力的时间就会变长，因而会感到终日昏昏沉沉、无精打采，甚至记忆力下降。

睡回笼觉的危害是不容小视的，这是一种打破人体正常作息规律的睡眠方式，对大部分人而言是不可取的，可造成大脑生物钟紊乱，会导致白天睡不好、晚上睡不着。建议有这种习惯的人们改正过来，保持合理的睡眠时间，不能过度睡眠也不能睡眠不足。

7. 睡不着，不要硬躺在床上

每个人都有想睡而睡不着的时候，明明觉得很疲惫，可是躺在床上时，又睡不着。这时人们一般会想尽办法让自己快速入睡，其实这只会让人的精神变得更好，更加难以入睡。

睡不着时，不要继续躺在床上，可以坐起静下心来分析自己睡不着的原因，是不是因为有心事或有烦恼，又或者是身体不舒服。因为每个人都可能因精神、身体压力、环境变化等因素影响，而出现暂时性失眠的现象，这样的失眠症状只要排除原因，大部分人都能再恢复原有的睡眠习惯。

如果躺在床上超过半小时还睡不着觉，建议不要赖在床上。人会将睡觉与黑暗、床联系起来，就好比一想到杨梅就酸，人会形成条件反射。如果睡不着还赖在床上，就会打破这种条件反射，会将床与清醒联系起来，这个时候就应该起来。到客厅里坐坐，将光线调暗；或者看看书、看看报纸、听听音乐，或想一想平时令你愉快的事情。等情绪稳定后，再心平气和地去睡觉。如果还是睡不着，就再次回到客厅，反复进行。不过千万不要打开电视，一般来说，电视节目只会让你的大脑更加兴奋，对睡眠没有任何的帮助。

在平时的生活中，我们不要为了睡觉时间到了而躺在床上，而是要等到真正产生睡意时，再踏进房间上床睡觉。因为卧室是让人放松的场所，如果感觉没那么想要睡觉，就别急着进房间，更不能躺在床上。睡不着时，也不能躺在床上不停看时间，一旦人发现时间很晚了，还无法入睡，心理上就会产生焦虑感，而越焦虑就越睡不着，所以这样的心理暗示会造成恶性循环，应该果断放弃。睡不着就先不睡。

专家认为，要想解决经常躺在床上睡不着的现象，就要建立规律的睡眠时间，按时作息，不要睡太晚，也不要睡太早，最好的时间是每天晚上10点入睡。睡前尽可能放松心情，不能带着情绪睡觉。

tips：睡前一杯牛奶有助于人快速入眠。牛奶中的两种物质可帮助人入睡。一种是色氨酸，能促进大脑神经细胞分泌出使人昏昏欲睡的神经递质5-羟色胺；另一种是对生理功能具有调节作用的肽类，其中的"类鸦片肽"可以和中枢神经结合，发挥类似鸦片的麻醉、镇痛作用，让人感到全身舒适，有利于解除疲劳并入睡。

8. 采取正确的睡姿

睡姿对一个人的睡眠很重要，好的睡姿可以改善睡眠质量，而不好的睡姿则会造成失眠或加重失眠症状。很多人夜间睡眠质量不好，一觉醒来，觉得头昏眼花，腰酸背痛，疲惫不堪，从而影响第二天的学习和工作。其实这和睡姿有很大的关系。如果睡姿不好，就会影响体内的血液循环，并导致各种不良现象的发生。而良好的睡姿有利于消除疲劳和恢复体力，可以让人血络顺畅，并有很好的精气神。

右侧卧，微曲双腿，对于大部分人来说是最佳的睡眠姿势。因为采用右侧卧时，心脏处于高位，不受压迫；肝脏处于低位，供血较好，有利于新陈代谢；胃内食物借重力作用，朝十二指肠推进，可促进消化吸收。这种睡姿有利于全身处于放松状态，使呼吸匀和，心跳减慢，大脑、心、肺、胃肠、肌肉、骨骼得到充分的休息和氧气供给。

不同人群对睡姿的要求也不同，应根据自身身体状况选择适合的睡姿。身体有疾病的人选择适合的睡姿，才不会在半夜因睡姿不当而产生疼痛或者醒来。如心脏病和胃病患者应向右侧睡，以减轻心脏输送血液时的负担，并有利胃部的消化和防止胃酸倒流。肺气肿和高血压患者应采用仰卧姿势，抬高头部，以避免呼吸不畅和脑部血流过多。孕妇则不宜仰卧，以避免妊娠子宫对脊柱前方大血管造成压迫，也防止胎儿对胸腔的挤压。患有强直性脊椎炎者，为了预防关节变形、驼背等，最好俯卧，以便尽量撑平脊椎。

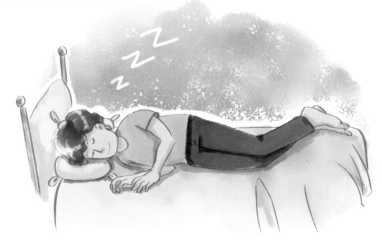

9. 睡前洗澡不宜太晚

不少人有睡前洗澡的习惯，洗澡不仅可以帮助我们清除身体的汗垢油污，还可以促进血液循环，放松身心，改善体质，好处很多。不过想要洗得健康，洗澡时间的选择也很重要。如果在不适当的时间洗澡，不仅不能改善身体状况，还会产生各种不良反应。

晚上洗澡宜早一点。洗完就睡，不利睡眠。有研究发现，临睡前任何使人体温度升高的活动，都可能影响正常睡眠，因为只有当人的体温降到特定温度时，才会安然入睡。一般来说，晚上洗澡宜在睡前 2 小时进行。因为睡眠往往在体温下降后来临，热水浴会使人体温升高，进而推迟大脑释放出"睡眠激素"。如果在睡前 2 小时洗澡，等到临睡时，体温则刚好降到适宜睡眠的温度。

有时因工作或学习繁忙，只能在睡前洗澡的人，可以在浴后用湿毛巾冷敷额头 5 分钟，让体温回落到正常水平，再入睡。平时洗完澡后可以躺在床上吃个苹果、喝杯热牛奶，或者看会书、听音乐来放松身体，这样到一定的时候，人自然就会有一定的睡意，当我们躺下时，可以舒舒服服睡一个高质量的好觉，第二天精神百倍，对身体十分有益。

睡前洗澡的温度也要适宜，水温不宜过高，一般而言，37℃～39℃的水温对身体刺激较小，放松身心的作用也好。冬日长时间高水温洗澡，会引起表层毛细血管扩张，导致血压突然下降，脑和心脏供血不好，严重的还会导致晕厥。有人认为，洗冷水澡有益于健康，其实对有些人来说，冷水澡危害很大，尤其是对于女性来说，洗冷水澡会让一些妇科疾病乘机"沾"上身来。因此睡前洗澡的温度一定要适宜。早上起床后，也可以用水温稍微低一点的水沐浴，能让人振作精神，提高夜间睡眠的满意度。

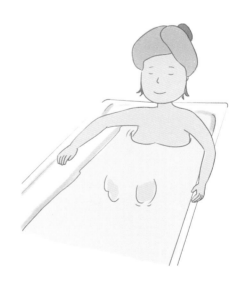

10. 睡前放松身心

睡前放松身心有利于提高睡眠质量，胡思乱想或工作到太晚，都对睡眠不利。所以每天睡觉之前，应保留45分钟至1小时来放松自己，避免在睡觉前整理财务工作、看夜间新闻或是做任何刺激大脑的事。

睡前放松身心的办法有多种，可以根据个人喜好来决定。

● 听音乐是睡前放松心情的好方法，尤其是轻音乐对睡眠帮助较大，可以选择亲近大自然的音乐，如虫鸣、鸟叫、流水声、风声等，让自己仿佛置身于大自然之中。也可以选择爵士、古典音乐等，只要是柔和、流畅的音乐都可有效放松身心。

● 睡前看看轻松的散文或小说也是很好的，看这些书籍一般不用经过思考，可让大脑放松，应避免看惊悚、恐怖的科幻小说和与工作有关的书籍。

● 泡脚也是放松身心的好方法。脚上的多个穴位与五脏六腑有着十分密切的联系。当结束一天的工作后，晚上用温水泡泡脚，可起到促进气血运行、舒筋活络的作用。对老年人来说，更具有祛病健身的功效。

● 睡前清洁身体，对安稳入睡也有帮助。晚上电视看完后，洗洗脸、擦擦身，可以保护皮肤清洁，使睡眠舒适、轻松，还可以泡泡澡，释放压力。

● 晚上下班后，如果觉得房间闷，可以将卧室的窗户打开透透气，可使身心得到放松。

● 值得注意的是，睡前应远离电视嘈杂声，临睡前不宜看电视。

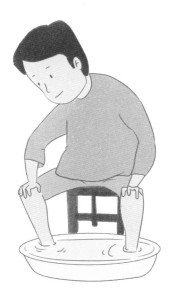

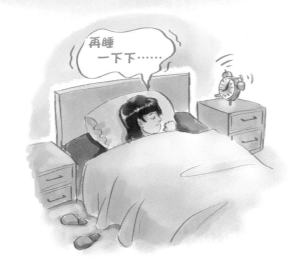

11. 赖床是种坏习惯

不少人都有赖床的习惯，早上睡到很晚，即便醒了也不愿起床。其实，睡眠时间长不等于睡眠质量好，长期赖床不仅不会缓解身体的疲劳，还会引起失眠。这是因为，每天清晨赖床不起，睡眠时间超过十几小时，人体血液中的二氧化碳就会使人昏沉，睡得越久就觉得越困，还会使大脑的供血不足，所以赖床醒来后一般会感到头昏脑涨、精神萎靡。

赖床是睡眠不守时的一种表现，会引起生物钟的紊乱。当生物钟提示你醒来时，就不应该再睡。若赖在床上，生物钟就会被调整，使起床时间往后推，睡觉时间也会往后移，造成晚上该睡的时候没睡意，形成恶性循环。赖床还减少了人与阳光接触的时间，使身体长期处于慵懒的状态，体温也会下降，并分泌出大量的松果体——这是一种可促进睡眠的人体激素，会让人一整天都感到昏昏欲睡。此外，如果睡够了还赖在床上再睡，此时的睡眠状态似睡非睡，似醒非醒，睡眠质量也不高。因为睡够以后，这时使大脑活跃所需的深层睡眠时间已经足够，如果继续睡，睡眠水平也只不过停留在大脑不活动状态，即浅睡眠阶段。

赖床是一种失眠的前兆，如今已被列为睡眠障碍的范围之一。在日常生活中，应遵守作息时间，并养成良好的生活习惯，避免失眠带来的危害。只有保持人体器官正常的昼夜规律，才会使我们在白天精力充沛，晚上睡眠安稳。

12. 不要用被子蒙头睡觉

蒙头睡觉是种不好的睡眠习惯，切不可为了保暖或防止噪声而把头放入被子中睡觉。晚上睡觉的时候，体内各个器官还在不停地运转，需要吸入氧气，呼出二氧化碳。再由血液将新鲜的氧气送到身体各器官，使之正常运转，相互协调。

蒙头大睡时，氧气的供应会因被子的阻隔而受限，因为空气很难进入被窝，被窝里的氧气随着呼吸会越来越少，而二氧化碳却越来越多。在长时间的睡眠过程中，就会导致吸入的氧气不足，器官得不到足够的氧气而无法正常运转，大脑的中枢神经也会受到影响，致使白天出现疲劳、神经萎靡、乏力、注意力不集中、记忆力减退等症状。

人在夜间睡觉的时候，还会排出许多有害的废弃物，一晚上下来，被子里已充满了废弃物，还有令人不舒服的味道。如果蒙头睡，空气不流通，就会吸入这些废弃物，可诱发做梦，甚至是噩梦连连，使人易从梦中惊醒。

冬天天气寒冷，睡觉会关紧门窗，室内空气不新鲜，再加上蒙头睡觉，除了容易使人突然惊醒外，对大脑危害也是极大的。

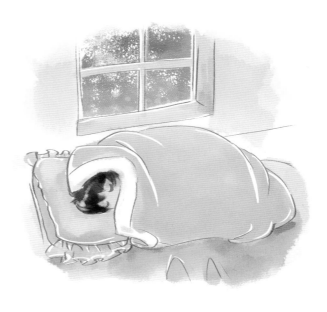

13. 睡觉时不宜穿戴多余物品

睡觉的时候要以最放松的状态入睡。因此，除了放松心灵，睡觉的时候要穿睡衣外，其他东西都不宜穿戴。这是因为不少穿戴的物品在睡眠的过程中由于翻身等原因，容易对睡眠造成影响，有些饰品还会影响人的身体健康。

● 女性睡觉时，不宜戴胸衣。随着乳腺癌患病人数的增加，不少人已经注意到了这一点，但还是有人为了省事，往往不脱胸衣就入睡。这一方面会导致前胸后背产生压迫感，甚至会呼吸不畅，让人睡觉时感觉不舒服，中途容易醒来。另一方面，睡觉时穿胸衣会增加患乳腺癌的概率。女性穿胸衣本是为了对乳房起保护作用，但穿着入睡则起到反作用，特别是会诱发乳腺肿瘤。研究发现，每天戴胸衣超过 17 小时的女性，患乳腺肿瘤的概率比短时间戴胸衣或不戴胸衣者高 20 倍以上，这是乳房长时间受压，淋巴回流受阻，有害物质滞留乳房的结果。睡觉是人休息的最好时间，因此女性睡觉时最好穿得宽松点，不要束缚胸部。

● 平时尽量不要穿袜子睡觉。穿袜子睡觉不利于脚部血液流通和皮肤新陈代谢，容易导致脚的"呼吸"受阻，不利于放松身体，不适感会扰乱睡眠。

● 老年人不宜戴假牙入睡。戴假牙时口腔内有异物感，睡觉时会产生恶心、呕吐感，甚至在睡梦中容易将假牙吞掉，刺破食管旁的主动脉。老年人记忆力在慢慢下降，因此需要家人提醒他们睡觉时拿掉假牙，以免影响睡眠和发生意外。

● 睡觉时不宜佩戴手表或首饰。有些手表有夜光，会产生辐射，在晚上睡觉时可能会刺激双眼，使人产生兴奋的感觉，难以入睡。

● 女性在睡觉时，容易忘记取下首饰，有些金属首饰在睡觉翻身的过程中会发出声音，还会阻碍机体的血液循环，不利于新陈代谢。另外，有夜光的首饰对睡眠的影响很大。

所以睡觉时还是简单地穿着一套宽松的睡衣，让我们身心都得到放松，安然入睡为好。

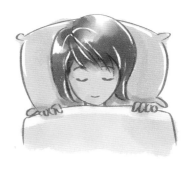

14. 不宜相对而睡

在生活中，夫妻之间、妈妈和宝宝之间面对面睡觉是很常见的，因为这种睡姿可表达夫妻间的恩爱和母亲对孩子的关心。但这种睡眠方式其实是不卫生也不健康的，不仅不利于双方的身体健康，还会影响睡眠质量。

晚上睡眠时间长，室内新鲜空气有限，人会吸入大量的氧气和呼出大量的二氧化碳，如果两人相对而睡，就会导致双方长时间吸入的气体中有一部分是对方呼出的废气，而这些废气大部分是有害的。在人体内，脑组织的耗氧量最大，一般情况下，成人脑组织的耗氧量占全身耗氧量的六分之一左右。因此，当晚上两人相对而睡时，吸入对方呼出的二氧化碳，会使两人大脑缺少新鲜氧气，造成供氧不足。虽然在这过程中双方都睡着了，但会导致睡眠质量不佳，影响第二天的精神；甚至会导致在睡眠过程中产生兴奋感，容易做梦，不能进入深度睡眠；严重的还会导致出现失眠症状，长此以往对身体的伤害是很大的。

妈妈与宝宝同睡时，会担心宝宝踢被子或不小心滚下床，因此习惯和宝宝相对而睡。这样妈妈呼出的气体会使宝宝感到不适，因为宝宝可能会吸收妈妈呼出的大量废气，易导致大脑供氧不足，影响宝宝的睡眠，致使宝宝容易哭闹、惊醒。本来妈妈在带宝宝睡觉期间，由于各种原因，睡眠就不足，如果相对而睡，只会加重睡眠不足的问题。在寒冷的天气里，相对而睡，还容易使冷空气进入被窝，半夜人感到冷而睡眠浅，需要半夜不时醒来捂被子。

平时睡觉时夫妻之间宜相背而睡，或都采取仰卧的姿势；妈妈和宝宝之间宜分开睡。给彼此充足的新鲜氧气，才不会影响双方的正常呼吸，有利于提高睡眠质量，这样白天就不会经常出现打哈欠、精神萎靡的现象了。

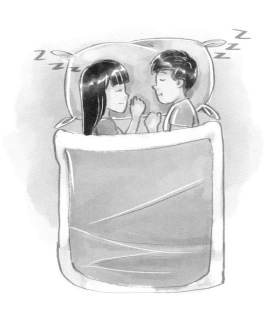

15. 非睡眠时间不要待在床上

下班后或周末的时候，有许多人喜欢躺在床上看手机、看书、发呆，早上起床后也喜欢先看看手机再起，这是一种不健康的生活方式。就医学的角度而言，在非睡觉时间躺在床上，身体也不会获得充分的休息。而相反的，如果想要在正常睡眠时间获得充分的休息，非睡眠时间切不可躺在床上。尤其是假日的时候，醒了就要尽快起来，否则会降低睡眠质量、导致浅眠，还会增加平日的赖床概率。

在非睡眠时间躺在床上之所以会降低睡眠质量，跟人类的脑功能有关系。因为人脑有一个特点，那就是将"场所"与"行为"联系起来来记忆。若在床上思考事情或是看需用脑的书，脑部就会产生在床上要用前头叶思考、要用语言中枢读取文字的反应，并以这样的方式记忆床。因此，当人真正想睡觉时，躺在床上，前头叶、语言中枢这些与睡眠无关的部位便会自动开始运作。即使你没有特别在思考什么事情，也根本没在看书，睡眠期间的脑部活动仍会受到阻碍，从而产生睡眠障碍。

睡觉时，躯体虽然进入了睡眠状态，脑的部分区域却非常地忙碌。脑部在睡眠期间的主要工作是反复练习白天所学习的事物，将学到的东西转换为能力；并消除不必要的信息，清理出足够的空间，以备储存隔天接收的信息。由此可见，脑部在睡眠期间的工作对人白天的活动意义重大，应尽量避免其运作受到干扰。如果在非睡眠时间也躺在床上，便会干扰大脑的正常工作节奏。

另外，非睡眠时间躺在床上还会扰乱生物钟，更加不利于睡眠。生物钟掌管着体内生理变化，差不多以 24 ~ 25 小时为周期在运作。我们总是会在相同的时间产生睡意，相同的时间醒来，其实这些跟体温的变化、心跳数的增减、激素的分泌等一样，是与生物钟息息相关的。非睡眠时间躺在床上会扰乱生物钟对人体的约束，人可能在不同的时间点产生睡意，该睡的时候又睡不着。这还会反过来作用到其他系统，造成内分泌失调等状况。

让脑牢牢记住床只有睡眠时间才可以躺下去非常重要。在床上思考事情不要超过 15 分钟，正如睡不着千万不能躺在床上一样。只有做到这样，使脑深刻意识到床就是睡觉用的信息，上床躺下后身体才能很快进入睡眠模式。

16. 轮班工作需注意调整睡眠

轮班工作的人，生物钟常受不规则的工作时间干扰，而且不同的生理功能在昼夜颠倒的情形下，适应速度的快慢也不尽相同，造成整体的生理功能失调，从而影响睡眠质量。

这类人往往在工作一周后，会变得疲惫不堪，许多人因此产生睡眠障碍。研究显示，相对于白天工作的人，轮班制工作人员和经常性值夜班的人，发生睡眠障碍的人要多出许多。而令轮班工作的人最苦恼的就是睡眠不足，还不能通过白天的睡眠来消除疲劳。更严重一些还会造成情绪上的不安或者出现抑郁倾向。

轮班造成的睡眠障碍包括睡眠的数量和质量两个方面。具体表现是入睡困难，即便睡着了也容易醒来，难以进入深度睡眠；睡眠时间也较短。他们工作时易精神不振，注意力不集中，睡眼蒙眬或频频打盹。轮班制的人在白天也难得到好的休息，因为白天车辆或家中小孩制造的噪声，会影响睡眠的品质。因此，轮班工作的人需要更多的睡眠来恢复精力。

对于这种工作性质的人而言，重要的是调节自己的睡眠规律。具体来说有以下调节方式。

● 当下周要上夜班时，就从今天晚上开始，每天延后1小时上床睡觉，将作息时间慢慢调整成夜班模式。

● 值完夜班回家时可以戴副墨镜，因为人的脑会接收到外界光线亮度，并靠此判断时间是白天还是黑夜。值夜班的人在天亮的时候下班，脑接收到日光灯、太阳光等光线刺激，无法进入睡眠状态。戴上墨镜会降低经由眼睛接收到的亮光，让脑以为此时是黑夜。

● 回到家后可把窗帘放下，尽量保持没有强光的环境，睡觉时可戴上眼罩。

● 对声音较为敏感的人，可准备耳塞，阻绝外界噪声，以帮助安稳入睡。

● 有慢性睡眠障碍者，尽量不要做轮班制工作，因为在值完夜班后，白天的噪声和光线使他们比一般人更难入眠，从而加重睡眠问题。

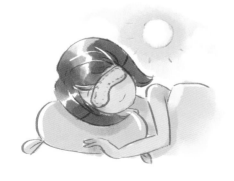

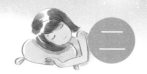# 二 找到合适自己的睡眠模式

人的睡眠模式不止一种，有人睡五六小时精神状态也很好，有人睡够8小时睡眠也未必好。每个人的睡眠模式都有区别，根据自己的睡眠模式调整作息时间，才有利于改善睡眠。

1.晨型人与夜型人

生理学家认为，人类的生物钟模式存在一个序列，两端分别为"晨型人"和"夜型人"。

晨型人，是指坚持晚上早早睡觉，早晨四五点就起床的人，也因此被称为"百灵鸟"。夜型人则是晚上睡得很晚，早上也起得晚的人，被称为"夜猫子"。

晨型人与夜型人是生物钟不同的两种人，前者生活规律，白天精力充沛，可以做很多事情，这种类型的人以白领和学生居多；后者晚睡晚起，夜晚是行动力爆发的时刻，这种类型的人以作家居多。现在有不少人提倡晨型人的生活方式，认为晨型人更容易成功，晨型人的睡眠模式有助于提高工作和学习效率。例如，日本人就将爱早起的人称作"更接近成功的晨型人"。

一般来说，外在的环境与内在生物钟模式的吻合，比强迫自己一定要在什么时间段睡觉和醒来对人的影响更好。换句话说，只要选择适合自己的睡眠模式，睡眠就会好，工作效率也会提高，不应强制性地把自己变成哪一种类型，这样会扰乱自身的生物钟。如果要调节生物钟，将自己从夜型人转变为晨型人，也需要做较为详细的计划，并长时间坚持，才会有效果。

科学研究也没有发现，晨型人的工作效率和学习能力就一定要比夜型人强。其实，晨型人和夜型人没什么不同，只是前者的幸运之处在于他们的生物钟模式刚好迎合了现代人的生活方式，仅此而已。在平时的生活中，我们应该按照适合自己的睡眠模式来安排学习和工作，而不应该盲目追随潮流。我们更不必要对这两种模式做出歧视性的价值判断，即哪种活法更优越、更有道德或者更加高人一等，因为说到底这只是生活方式的差异而不涉及其他。

2. 睡眠时间因人而异

睡眠时间因人而异，即便是同一个人，他在不同年龄段、不同季节所需要的睡眠时间也都是不一样的。具体影响睡眠的因素有以下这些。

年龄

在各个年龄段中，儿童的睡眠时间相对偏长些，婴儿一天需要10小时以上的睡眠时间；青少年需要9～10小时的睡眠时间；成年人则只需要7～9小时的睡眠时间；老年人需要的睡眠时间则更短。年龄越大，所需要的睡眠时间就越短。

个人状态

一个人在体力、情绪好时需要的睡眠时间也比状态不好时需要的时间短。状态好时，5～6小时的睡眠时间也不会觉得困，状态不好时，即使睡满8小时也会觉得身体疲惫。一般经过大量运动或从事体力工作后，人需要增加睡眠时间才能使脑力和体力得到恢复。

气候

睡眠时间还与气候变化、季节更替有关。我们应根据自然界的节律来调整睡眠时间，也就是跟着日升日落来调整。就中国来说，夏天白天时间要比冬天长，因此可适当调整睡觉和起床的时间。春天万物复苏，阳气开始生发，平时容易感到困，但这时也应早起；夏天阳气旺盛，白天长，则可以适当晚睡一点，但早上一定要早起；秋天应适当早睡，但早上还是要早起；冬天则应早睡晚起，特别是老年人，晚起不是说要赖床，而是相对于其他季节而言，稍微晚一点。

天气

阳光充足、天气炎热的日子，睡眠时间一般要短些；天气恶劣时，如下雨天、气温较低的冬季，睡眠时间宜延长。

海拔、纬度

生活在不同地区的人，睡眠时间也有所不同，随着海拔增高，睡眠时间会稍有减少；随着纬度的增加，睡眠时间则稍有延长。

入睡时间

睡眠时间与入睡时间也有关系，有些人容易入睡，进入深度睡眠快，睡眠质量也高，需要的睡眠时间也就短些；而有一些人则相反，躺在床上不易入睡，需要很长时间才能进入深度睡眠，因此所需的睡眠时间长些。

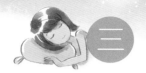

三 优质的睡眠环境

环境是影响睡眠的重要因素，一个很小的细节都能对睡眠产生影响。如果想要睡眠好，就应该从改善家庭的环境做起，为睡眠营造一个舒适的环境。

1. 卧室温度、湿度要适中

温度

室温过高容易使人身心烦躁，人半夜容易因燥热而翻动和醒来；室温过低则容易让人手脚冰冷，人有可能因为过冷而中断睡眠。

一般而言，睡眠时，卧室的温度宜保持在 20℃ 左右，这个温度有利于身体散发多余的热量。当室温在 24℃ 以上时，人体就开始从外界吸收热量，便会有热的感觉，睡眠会变浅，醒来和翻身的次数也会增多。而当睡眠温度在 18℃ 以下时，人会感到冷，会使意识较为清醒，不容易进入深度睡眠。

夏季气温高时，可在入睡之前用空调将卧室温度调至 20℃ 左右，产生一个令人容易进入梦乡的环境，然后利用空调的舒眠功能将室温稍微回升，并尽量保持恒温。因为人体的体温会随着入睡时间的增加而稍微有所下降，因此夜半时分的室温温度不宜过低。

湿度

湿度可通过改变个人身体的主观感受，进而干扰整体的睡眠质量。适合人睡眠的相对湿度为 65% 左右，超过这个湿度的环境，容易使身体感到不适，从而影响睡眠。天气潮湿的时候，可以利用空调、自动除湿机、冷暖气机等设备来调整室内的湿度，避免环境中有太湿的情形。夏天温度高，容易出汗，可以穿吸汗性较好的睡衣入睡，有助于身体周围适宜湿度的维持。冬天使用空调、暖气时，房间会感到干燥，因此要注意湿度的维持，可在暖气上放块湿毛巾或安装一台加湿器。放于暖气上的湿毛巾要不停更换，才能保证室内有足够的湿度。

不同的人对温度、湿度的舒适感是不同的，所以平时主要是以自己感到舒适、适合自己为标准。

2. 卧室灯光要柔和

卧室灯光对睡眠的影响经常被人所忽略，其实灯光的亮度、颜色等都会对睡眠质量产生影响。选择好卧室的灯非常重要，灯光不宜太亮，因为人们一般在光线较暗的环境里更容易入睡。有些人对黑暗具有不安全感，在较暗的环境里反而不易入睡，可以在卧房点一盏小红灯，有助于入眠。对光线特别敏感的人，睡觉时可以戴眼罩帮助隔光。

卧室灯的光照效果应较为柔和，这样可使卧室看起来有一种舒适温馨的感觉，也符合人们夜间的心理状态，从而提高睡眠质量。刺眼的灯光会让人眼睛产生不适感，打消睡意。卧室的灯光也不宜闪烁，那样会使人心里浮躁，以至于不能专心睡觉。

安装床头灯时，要注意灯光不能直接照射到床头，这样会让人在睡觉前产生烦躁心理，不利睡眠。卧室宜选用漫射光源的灯，比如床头灯、落地灯、夜灯。关于卧室灯光的设计可以参考酒店的做法，以获得一种让房间微亮（以便客人起夜）又容易入眠的灯光效果。

床头灯的光线也要柔和，色调应以泛着暖色或中性色的为宜，比如鹅黄色、橙色、乳白色等。在选择灯具的款式时，应注意灯罩的材质是否能起到柔化灯光的作用。但是，床头灯光线要柔和并不是说要把亮度降低，因为偏暗的灯光会给人造成压抑感，影响睡前心情，而且对于有睡前阅读习惯的人来说，还会损伤视力。此外，天花板上的主灯不宜放在床的正上方，床铺宜设在室中幽暗的角落，或以屏风、隔窗与活动场所隔开来。

需要注意的是，不同年龄段的人对卧室灯光的需求是不一样的。老人因为想得比较多，普遍存在入睡困难，因而在黑暗的环境中更易入睡。小孩由于心理因素，房间太黑会害怕，因此睡不着，可以在卧室给孩子放一盏微弱灯光的台灯。成年人因为精神压力偏大，需要一种微亮且柔和的光，因为这种灯光能够让人紧张的精神得到松弛，从而帮助入睡。

还有研究发现，在深夜，电脑、电视屏幕或者其他一些电器哪怕是发出非常微小的光亮，都可能影响房间里人的睡眠，进而影响到生理规律。也就是说，这些光源对人们的睡眠影响很大。因此，在上床睡觉之前，一定要把房内的电视、电脑或者其他电器的电源关闭。

3. 选好卧室窗帘

想要好的睡眠,卧室窗帘的选择不可忽视。现在的卧室,窗帘一般占据着比较大的一部分空间,选好窗帘对打造温馨的睡眠环境至关重要。窗帘的选择一般来说可以从遮光效果、吸音效果、颜色和保暖性等几方面来考虑。

遮光效果

窗帘宜选用遮光效果好的,尤其是对于光线敏感的人而言。窗帘遮光效果不佳,窗外的路灯、霓虹灯等会透过窗户照进卧室,造成光污染,而这些灯通常会亮一整晚,即便是闭上眼睛,光也会穿透眼睑,照进眼睛里,从而使人难以入睡。夏天天亮得早,如果窗帘不遮光,容易被日光早早地唤醒,影响睡眠质量。

吸音效果

噪声是影响睡眠的重要因素。室外的噪声难免会进入室内,干扰人的正常睡眠,因此卧室应该尽可能地隔绝这种噪声,以免影响睡眠。所以卧室窗帘的选择要注重材质和厚度,质地好的窗帘可以减少15% ~ 20%的外界噪声,越厚的窗帘吸音效果越好。从面料上来讲,植绒、棉、麻材质的窗帘在遮光效果和吸音效果上都

是非常不错的,这几种材质的窗帘清洗也较为方便,可以保持房间的洁净,适合在卧室使用。而纱质窗帘、竹帘等,虽装饰性较强,但遮光效果不行,不适合用于卧室。人造纤维窗帘较硬,易洗涤且耐用,遮阳性好,如果有午睡习惯的人,不喜欢中午的阳光照入卧室,可以选择这种材质的窗帘。

颜色

卧室窗帘的颜色不能过于深沉,时间久了,会产生压抑感,使人心情抑郁。颜色太鲜亮也不好,时间长了,也会造成视觉疲劳,使人心情烦躁。其实,卧室窗帘宜选择冷色调的,比如浅绿、淡蓝等自然、清新的颜色,能使人心情愉悦,有益于睡眠。而容易失眠的人,则可以尝试选用红、黑配合的窗帘,遮光效果都好,有助于尽快入眠。

保暖性

一般情况下,由于在冬季天气寒冷,薄的窗帘不仅遮光性不好且厚度不够,容易透风。所以在冬天时,应该采用植绒面料的窗帘,它厚重、保暖性好,可以帮助人们营造一个温暖的睡眠环境。据日本室内设计师的研究,所有颜色中,深红色较为保暖,适合冬天使用。

4. 枕头的挑选和使用

枕头是为了保证舒适睡眠而创造出来的一种睡眠工具。选好和正确使用枕头能让我们的睡眠过程变得更舒适，而没有选好或错误地使用枕头则可能会导致失眠。不科学地使用枕头已成为引发各种睡眠障碍的重要因素之一。

一般来说，枕头的使用应讲究一撑、二托、三固定的原则，即前撑脖子，后托头窝，固定头部，有效承托颈椎，这样对身体和睡眠都是好的。有些枕头因材质、枕形、软硬程度不科学，会造成脑供血不足，并直接影响睡眠中枢神经调节，导致睡眠障碍，严重者会造成长期习惯性失眠。

根据人体工学，枕头的形状以"前高后低"的外形最有利于颈椎健康，并使人在睡眠过程中感到舒适。枕头的高度要适中，最佳的高度是让脊柱保持自然伸直，大概是以一个拳头立起来的高度为佳。睡眠时枕头的底部应能够抵住脖子和肩膀的交界处，以起到支撑的作用。选枕头时不能过软，也不能过硬，过硬的枕头会导致睡觉时鼾声如雷，因为过硬的枕头弹性差，头枕下去枕头不易变形，会让脖子窝住，使呼吸道的角度改变，致使呼吸不顺畅。枕头过软则易凹陷，比如说乳胶材质的枕头，会让人在睡眠过程中难以翻身，而翻身是切换深浅层睡眠的开关，也是决定睡眠质量的关键。枕头也应以柔和的颜色为好，这样的颜色更有助于睡眠。

枕头的卫生经常被人忽视，其实，人在睡眠中产生的废气、口水、汗液等极易入侵到枕头里，滋生细菌和螨虫。皮肤分泌的汗液等，也使枕头变得很脏，这些脏东西会渗透进枕芯，如不及时清理，能引发各种疾病，当其他人用了这个枕头时，还会被感染。所以，平时清洗枕头时，应将枕芯也清洗干净，枕头要经常晾晒消毒，至少每周晒一次，条件许可还应经常更换枕芯，最好每两年换一次。

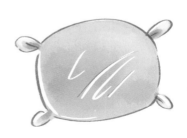

5. 棉被、睡衣的选择

在中国大部分地区，一年中，人们至少有6个月以上的时间要盖被子，而北方则更久。舒适的被子是优质睡眠的保证，因为被子能影响被窝的温度、人的呼吸等，而这些都与睡眠有着密切的关系。

选择被子时，首先应考虑保暖性。据研究，被窝温度在32℃～34℃时，人最容易入睡。被窝温度过低，则需要长时间用体温焐热，耗费人体的热能。而人的体表经受一段时间的寒冷刺激后，会使大脑皮质兴奋，从而推迟入睡时间，或难以进入深度睡眠。需要注意的是，被子要暖和，但不能太厚，盖得太厚，会使身体有压迫感，不能放松全身，还易造成对呼吸道的伤害，从而导致睡眠质量下降。此外，冬天气温低，一般开窗少，空气不流通，室内含氧量相对较低，厚棉被透气性没那么好，压在胸上可能会造成轻微的缺氧，容易导致多梦。平时宜选择较轻盈且保暖性好的被子，如羽绒被，这种被子干爽、吸湿、透汗，可提升睡眠质量。

平时睡觉，睡衣也不能太厚，尤其是冬天，否则会影响睡眠的舒适度。可以选择宽松肥大的睡衣，有利于肌肉放松和血液循环。不宜穿腰部有松紧带的睡衣，容易将腰部勒出一条条红印子，影响身体的血液循环，令腿部水肿，甚至发麻。也不宜穿连帽睡衣，因为睡觉时，帽子压在身下会使颈部被托起，产生酸痛、落枕等不适，影响睡眠质量。睡衣的背幅和前幅，应有充足的阔度，因为紧束着胸部、腹部和背部等部位睡觉时，会容易做噩梦。

睡衣的面料宜选择以自然织物为主的，如透气、吸湿性能良好的棉布。睡衣颜色不要过于鲜艳，红色、橙色、黄色的睡衣，会使人产生紧张、兴奋的感觉，不利于入睡；宜选择淡雅的颜色，如粉色、绿色、米色等，适合家居穿着又有安目宁神的作用。

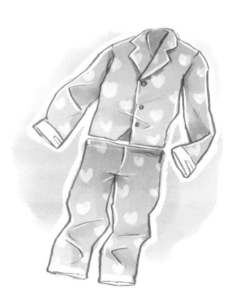

6. 保持床单、被罩的清洁

正常情况下，一般成年人一天要睡上七八小时，皮肤和床上用品接触的时间较长，因此需要经常清洗床单、被罩，以保证晚上拥有良好的睡眠。经常清洗和晾晒床单、被罩，可起到杀菌消毒的作用。保持床单、被罩干爽洁净，对于健康和提高睡眠质量都有好处。这是因为，干净的床上用品可使人在睡觉时保持呼吸道畅通，防止吸入有害物质。

为了保持床单、被罩的清洁，宜每周清洗一次，冬天可每两周清洗一次。即使床单、被罩看起来不脏，也遍布了成千上万的细菌、病毒，因为人体脱落的皮肤细胞会成为螨虫的食物，螨虫和它们的粪便会逐渐堆积在床单、被罩上。平时开窗、打扫产生的灰尘，窗外进入的细小的昆虫、花粉等，也会落在床单、被罩上。如果长时间不更换床单、被罩，就会感染疾病，有呼吸道疾病的会使病情加重，导致晚上无法入睡。床单、被罩洗干净后，要及时烘干或晾干，才能达到杀菌的作用。

在更换、清洗被罩、床单的同时，可以先用微湿的抹布、扫帚或者吸尘器，将床垫上积累的灰尘、皮屑、毛发等清理干净。如果还有污渍可以用肥皂或者洗涤剂涂抹脏处，用软刷刷干净，再用湿抹布吸干洗涤剂，然后用吹风机吹干，这样就不会发霉。有条件的话，还可以在床垫和床单之间加一层保洁垫。保洁垫中内设的棉层，可以吸附空气中的水汽。防止潮气进入床垫和寝具内，以保持寝具的干燥，并且还具有保暖吸汗的作用，对人的睡眠也有帮助。

新买的床单、被罩也需清洗后再使用，这是为了清除残留在面料上的甲醛。不少新买的床单、被罩有一股味道，有点刺鼻，这就是甲醛的味道。床单、被罩在出厂时，为了不被弄皱，一般都会在面料上刷一层甲醛，因此初次使用时，应先清洗干净，以免刺鼻的味道影响睡眠。

还需注意的是，起床后不宜马上叠被子。起床后可先将被子翻过来，让流通的空气把湿气和异味都带走后再叠起来。这是因为在睡眠过程中，人的呼吸道会排出大量的二氧化碳和皮肤分泌物，如果起床后马上叠被子，这些有害物质就无法排出到被子外面，到晚上再睡觉时，就会被人体吸收，影响睡眠和健康。起床后马上叠被子，还会保留人睡觉时体内排出的水分，使床单、被罩变得潮湿。

7. 卧室养植物有讲究

卧室里放置一些植物，可让卧室生意盎然，充满生机，还能够修身养性和净化空气。但是卧室放置植物可是有讲究的，不是什么植物都能放于卧室内，放置不当很有可能会影响睡眠质量和身体健康。

白天的时候，植物会进行光合作用，吸收二氧化碳并释放氧气。但是到了晚上，植物便不能进行光合作用，而且还会吸收氧气并释放二氧化碳，在室内与人抢氧气。如果卧室内摆放着大量植物，就会减少室内的氧气量，从而使睡眠中的人感到憋闷，影响正常睡眠。

有些植物虽然能吸收空气中的有害物质，但并不适合放置在卧室。如月季花虽可有效清除硫化氢、苯酚、乙醚、氟化氢等有害物质，但其散发出的浓郁香味，会使一些人闻后感到胸闷、头晕、呼吸困难，从而影响晚间睡眠；兰花散发的香味，久闻也会令人神经兴奋而引起失眠；百合花的香味也不宜久闻，它会使人的中枢神经因过度兴奋而引发失眠；紫金花接触太久，花粉会诱发人们咳嗽或哮喘，使人呼吸不畅，无法安然入睡。

有些植物不仅能够吸收有害物质，在晚间释放的二氧化碳也少，适合放置于卧室中。比如仙人掌等原产于热带干旱地区的多肉植物，其肉质茎上的气孔白天关闭，夜间打开，在吸收二氧化碳的同时制造氧气，使室内空气中的负离子浓度增加。

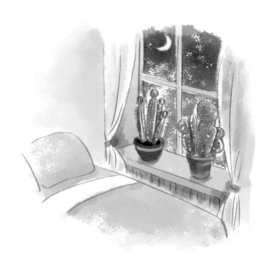

8. 卧室的颜色

心理学家和医学家都认为，颜色能够极大地影响和支配人们的心情和行为。而占据人每天三分之一时间的卧室，其颜色会直接影响人的睡眠质量。卧室中，能显现颜色较为明显的就是墙壁和床上用品了，卧室的总体感觉应给人一种柔和、简单大方的印象，墙壁和物品都不宜选择颜色复杂的，以免产生眼花缭乱的感觉，这样会不利于人的心情平和。通常情况下，卧室宜选择较为柔和的浅色调，色彩的搭配整体上要协调。

研究发现，卧室不宜选用太强烈的色彩，如大红大绿、深黄、橘黄和棕色等。因为颜色跳跃性比较强，杂乱无章，容易使人精神兴奋，甚至造成分泌功能紊乱，不能让人安心入眠。尤其是性格内向的失眠患者，卧室更不宜采用夸张的颜色，否则会造成睡眠障碍。而卧室宜用的颜色有粉红、淡樱桃红色、淡黄色等，这些颜色可使人感到平和，晚上在灯光的照射下不会刺激眼睛。此外，床单的颜色对睡眠质量的影响非常大，所以墙壁的颜色也应该与床上用品的颜色相协调，都不能用太强烈的色彩。

不同年龄段的人，对卧室颜色的要求有所不同。中老年人的卧室宜素雅舒适。因为这个阶段的人睡眠质量相对以前而言，渐渐变差，睡眠时间减少，而颜色素雅的室内环境可让中老年人心境平和，精神放松，睡得舒适。儿童房色彩宜活泼生动，但并不是颜色越多越好，色彩太杂乱或太鲜艳，都容易使儿童产生视觉疲劳，不利于他们的正常睡眠。从科学角度来说，一些亮度比较高的颜色会刺激视觉的发育。较为鲜艳的色彩还可以训练儿童对色彩的感知，让孩子心情更舒畅，并富有想象力。不过不能用大红大绿强烈的对比色来装饰房间，会让孩子产生烦躁心理，从而影响睡眠。

tips：要想晚上睡个好觉，蓝色的卧室会有帮助。一项新研究显示，拥有蓝色卧室的人更容易获得一晚近 8 小时的最佳休息时间，而且醒来时常常有好心情。科学家甚至认为，蓝色可减慢心率，甚至降低血压。英国爱丁堡睡眠中心的睡眠专家表示："我们眼中的视网膜区域有一些被称为神经节细胞的受体，它们对蓝色最敏感。这些受体把信息传送到一个控制 24 小时节律的脑部深层区域，影响我们当天的行为和感觉。"

9. 卧室要通风

卧室通常要选择通风性较好的房间，因为人待在卧室的时间长，对卧室的环境要求高，如果达不到要求，睡眠质量就会变差。虽然空气污染物主要存在于室外，但如果室内没有及时通风换气，甲醛、霉菌、二氧化碳、尘埃、皮屑等空气中漂浮的有害物质就会增多。空气不流通，卧室还容易产生异味、闷热感，甚至降低室内的氧气浓度，让人产生不舒适的感觉。因此要养成每天开窗的好习惯，让人夜间呼出的废气散开，不影响下一次的睡眠。

早上开窗的时间不宜太早，六七点钟的时候空气中的污染物浓度仍较高，一般在早上 8 点左右开窗较为适宜，此时气温升高，空气质量也变得稍好。

卧室作为晚间休息的地方，在睡前也应该打开窗通风。据测定，在门窗紧闭、空气污浊的环境里，每立方米空气中所含的细菌数高达数万个，而开窗通风可有效减少室内细菌。晚上开窗比白天开窗实际上更有益于室内的空气质量，这是因为晚上可以避开不少日间的汽车尾气和工厂产生的废气等。晚上室外温度低，引入室内，可让房间适当降温，从而使人的体温下降，有利于人进入睡眠状态。

每晚睡前宜开窗通风 15 分钟左右，能保持空气对流更好。在寒冷和潮湿的雨雪天气，开窗太冷，也容易使室内变得潮湿，因此在睡前可用换气扇换气 15 分钟。必要的室内空气交换还可以提高人的身体免疫力，因此即便家里有老人孩子也无须担心睡前开窗会影响身体健康。不过开窗时，老人和孩子尽量不要在窗边活动。还有些高层建筑通风效果较差，开窗时间可以相对地延长。

冬天开窗一般会很冷，如果晚上睡觉的时候感觉到闷，应起来开窗让房间通风片刻后再关窗睡觉，这样可改善室内空气，使人更易进入深度睡眠。

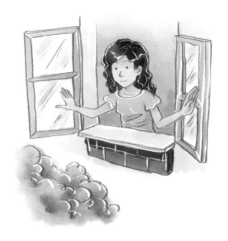

10. 睡眠环境要安静

我们睡觉时需要相对安静的睡眠环境，安静舒适的环境总是让人能快速进入梦乡。在不安静的环境中睡觉，容易使人心神烦躁，半夜醒来，或无法正常入睡，严重的会导致精神衰弱。睡不好，工作、学习效率也不会高。

无论什么物品发出的声音，只要在一定音量以内就不会影响人的睡眠。睡眠环境安静需要室内噪声低于 30 分贝，差不多就是平时耳语的音量。睡眠环境的安静与否，可以影响人们的正常睡眠。无论在家中居住，还是在集体宿舍中休息，安静与不安静都是相对的，不管是在室内还是室外空间，绝对安静的环境几乎不存在。即便是我们认为应该万籁俱静的半夜，也还是有各种各样的声音存在。从心理学角度来说，人们心理的健康发展，需要有各种各样的刺激，包括声音刺激。因此，如果在正常的安静环境中，别人都能入睡，自己却怎么也无法入睡时，应该找找别的原因，或接受心理上的治疗。

室外的环境会直接影响到室内的环境，因此卧室尽量不要选择靠近马路或广场的那一间，窗口也应远离街道和闹市。如果窗外环境嘈杂，要选择有防噪声功能的窗帘，窗户应选择可隔音的，外面嘈杂时关闭窗户。室内不宜放置任何音响设备，睡前卧室也应保持安静。睡觉时应该关闭手机，以免半夜有电话打进来而影响睡眠。在夏天需要开空调或电风扇，有些会发出断断续续的冲击性噪声，因此购买这些电器应尽量选低分贝的噪声环保型。

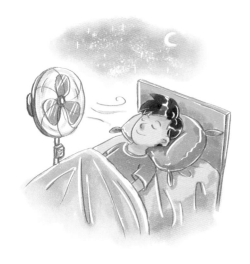

不仅晚上睡觉需要安静的环境，白天在嘈杂的环境待得太久，也会影响晚上的睡眠。有研究就表明，白天工作在工业噪声大的环境对夜晚整夜睡眠也有显著影响。因为白天较高的噪声负荷可能导致人体在接下来的夜晚中有较高的睡眠压力。

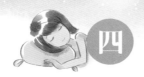 **四 安眠药的正确使用**

当睡眠有问题时，不少人会选择服用安眠药来使自己尽快入睡，但是要注意安眠药的使用方法，并按照医嘱服用。因为安眠药的不当服用会造成一些不良反应，影响身心健康，甚至会加重睡眠问题。

1. 安眠药的分类

根据作用时间，安眠药可分为短效、中效、长效三类。短效安眠药适合入睡困难的患者，中效安眠药适合时睡时醒的患者，长效安眠药对早醒症状有缓解作用。但是安眠药不能治所有失眠，只有单纯性失眠才适合用安眠药。如果是由于患有抑郁症、冠心病、慢性支气管炎、肺气肿等身心疾病而引起的失眠，则不适合用安眠药来缓解症状。睡眠呼吸暂停综合征患者、睡觉时经常突然惊醒者，在服用安眠药时则需要慎重，服用前一定要咨询医生。

2. 谨遵医嘱用药

选用安眠药时，医生一般会叮嘱患者不要服用过量，这是因为如果服用不当可能会产生一些不良反应，甚至有生命危险。想达到缓解睡眠症状的理想效果，在服用安眠药前后，不可吸烟、喝酒等。研究表明，酒精进入人体后，刚开始对中枢神经起兴奋作用，之后便会起到抑制作用，所以喝酒后会有嗜睡等症状。而安眠药对脑神经也有抑制的作用，若饮酒后服用安眠药，则可能产生双重抑制作用，会造成人反应迟钝、昏睡，甚至昏迷不醒。烟草会减弱安眠药的效果，因此在服用安眠药前后不要饮酒、吸烟，否则会产生不良后果。

许多失眠患者服安眠药后虽能安然入睡，但醒来后昏昏沉沉，头昏脑涨，无法集中注意力。这是因为大多安眠药都会使人产生"宿醉"现象，不易清醒。有些患者在停止使用安眠药后，还可能会出现一系列症状，如头痛头晕、恶心呕吐等。长期服用安眠药，可能会导致记忆力逐渐减退，甚至可能发展为老年痴呆症。因此，有睡眠问题的人应该咨询医生，并采取其他疗法，不能仅仅依靠药物。

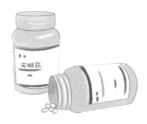

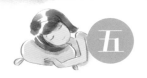

五 改善睡眠的简单运动

想要改善睡眠，运动很重要，但需要注意的事项也很多。睡前运动的强度不宜太大，一般以强度小、能缓解身体和心理上疲劳的较为合适。

1. 晚饭后出去散步

研究发现，晚饭后出去散步对睡眠十分有利，如果能长期坚持，对失眠有很好的改善作用。晚饭后散步的运动强度应该比平时散步的运动强度要大一些，保持微微喘气但能够自由交谈的状态，宜缓不宜急，这种强度的运动对身体和睡眠的改善都很好。

散步是有氧运动，可以活动筋骨，运动量又不至于太大。散步时体温会升高，散步完后人的大脑会发出降低体温的信号，体温降低使人放松，因而可以促进睡眠。散步还可让身体感到适度疲劳，入睡时，大脑就会接收到需要好好休息缓解疲劳的信号。散步时，腹部肌肉还会收缩，呼吸略有加深，膈肌上下运动加强，加上腹壁肌肉运动对胃肠有类似按摩的作用，能够促进消化腺的分泌，增强胃肠的蠕动，使人在睡觉的时候不会因食物难消化而难以入睡；还能缓和因白天工作和运动产生的神经肌肉紧张，调整大脑皮质的功能活动。

睡前散步要注意时间，这样才可以起到缓解失眠的作用。如果散步离入睡时间太近，则入睡时不足以使身体降温。晚上散步的时间宜在睡前3小时进行，这个时间段散步有利于促进全身的气血循环，还可以舒缓情绪。若散步时间离睡眠时间太近，入睡时身体还处于较兴奋状态，反而不利于入睡。室外风大或气温较低时，可把散步地点改在室内进行，以免散步时受风寒，导致生病。晚上出去散步，通常情况下来说，空气质量还是不错的，但不要在大马路边，因为那里有汽车尾气，对身体不好，可以去公园或广场。

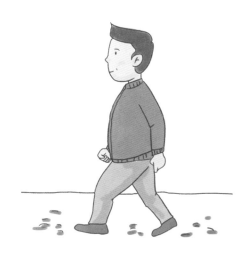

2. 睡前伸展操

睡前运动好不好，关键在于做什么运动，做一些简单的放松运动，不仅可以让人睡得香，一觉睡醒起来会觉得全身舒适，还可以消耗掉一定的脂肪。比如说睡前伸展操就有助于缓和一天工作、活动后肌肉产生的紧张感，帮助放松紧绷的肌肉，促进身体血液循环，并提高睡眠质量。

睡前伸展操还可使大脑分泌出一种抑制兴奋的物质，能让人迅速缓解人体疲劳，消除紧张、激动、易怒情绪，并帮助人进入深度睡眠。伸展操简单易操作，不会造成睡前运动过量，但需每天坚持，对睡眠才会起到很好的改善作用。

做睡前伸展操时，要注意刚开始时，不要想着将一套操做很多次，应循序渐进，根据自己的能力增加次数和强度。在时间上，一般来说可在睡前 20～30 分钟做，做完操后休息一下再睡对睡眠更好。下面就介绍几套适合睡前做的伸展操。

第一套

动作一

① 坐在地板，拿一个枕头放在面前，右腿屈膝。
② 臀部提起，左脚向后，脚背打直平贴地面。
③ 将头部靠在枕头上，双手手臂轻松平放，肘微弯。
④ 停留 8～10 秒，呼吸，换腿练习。

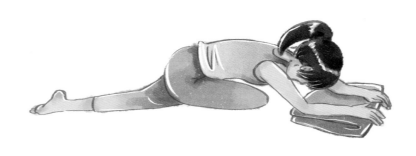

① 平躺在地,双脚抬至胸口位置,稍微屈膝,脚尖向外,双手抓住脚掌心。

② 双手带着脚向外,双脚保持弹性。

③ 停留 8 ~ 10 秒,呼吸,左右稍微摇摆,伸展更多一点。停留 8 ~ 10 秒,呼吸,慢慢放下腿。

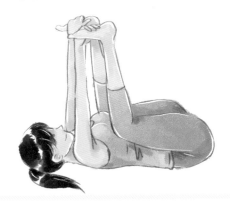

动作三

① 平躺在地, 屈膝, 双脚踩地, 手臂伸直, 掌心朝上平放在地。

② 腹部核心肌群收紧, 臀部抬起, 胸口至膝盖呈直线。

③ 停留 8 ~ 10 秒, 呼吸, 慢慢放下臀部。

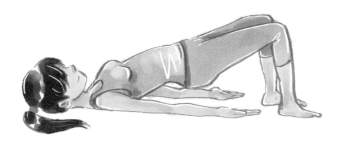

动作四

① 盘腿坐在地上，左手扶地，肘微弯，保持平衡，右手从耳际伸展。

② 保持这个姿势，右手放下。

③ 停留 8 ～ 10 秒，呼吸。换肢体位置，重复动作。

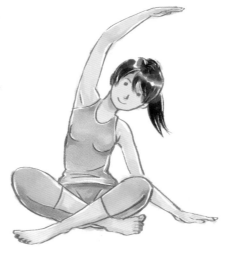

动作五

① 双脚与臀部同宽，膝盖微弯。

② 双手环抱肘。

③ 从臀部处下弯身体。

④ 停留 8 ～ 10 秒，呼吸，慢慢起身。

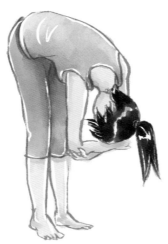

第二套

动作一

① 屈膝跪在床上，双手分别放于两膝上，脚背贴于地面。

② 慢慢往后躺，直至平躺于地面。

③ 手臂往后伸直，坚持 30 秒后，重复一次。

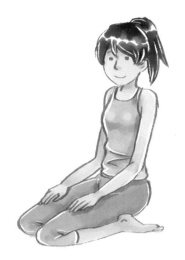

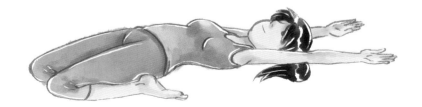

动作二

1. 身体平躺于床上。
2. 右腿抬起呈 90°，左腿抬起 30°。
3. 双手握住右腿，手臂伸直，背部伸直，坚持 30 秒。
4. 两腿交换，重复做一次。

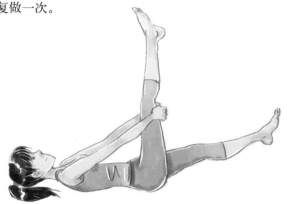

动作三

1. 身体平躺于床上，眼睛看向天花板。
2. 四肢向上伸展，双腿可以不伸直，放松肩膀。
3. 手腕、脚踝一起摆动 30 秒。

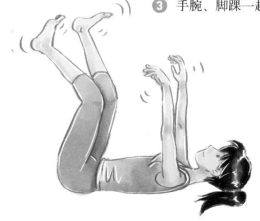

动作四

1. 身体平躺于床上。
2. 抬起右腿，屈膝，双手环抱，左腿伸直，脚趾朝前。
3. 双手将右腿拉近，贴向腹部。
4. 换腿，重复一次。

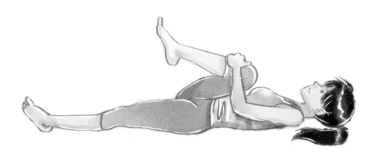

动作五

1. 坐于地板上，背部挺直。
2. 双手撑地，双腿伸直，脚趾朝前。
3. 脚趾用力向前方伸展。

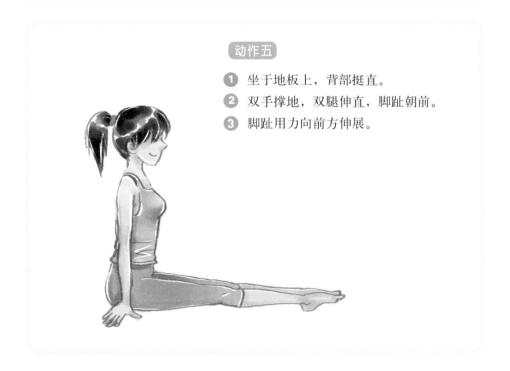

3. 晨间体操

早上刚醒时，体力得到恢复，但从生理上讲人仍然存在一定的抑制状态，所有的肌肉都是疲惫和放松的，身体各个器官的活动都降到很低水平。如果想尽快让大脑由抑制过渡到兴奋状态，并使身体各部分的功能得到很快提高，躺在床上或起来做一套晨间操可起到不错的作用。但是，晨间操也要适度，强度不能太大，起床后需稍做休息后再锻炼。

早上清醒不仅利于工作，还利于晚间的睡眠。因为白天清醒，才会有精力学习和工作，到了晚上人才会进入疲劳状态。如果白天人不清醒，处于昏昏欲睡的状态，到了晚上就有可能变得清醒甚至兴奋，无法在正常的时间入睡，影响睡眠质量。研究表明，每天清晨按时起床并接受日光浴对改善睡眠有良好的作用。在天气好的时候，起床后，可在太阳下做一会儿操，能够使人从夜晚的睡眠中清醒过来。

第一套

动作一

① 仰卧在床上，双腿伸直。
② 抬起右腿，将双手交叉放在大腿后。
③ 轻轻地把膝盖拉向胸部，直到感觉大腿后侧有轻微的拉伸。
④ 抬起头，使前额靠近膝盖，保持10秒后，换腿，重复动作。

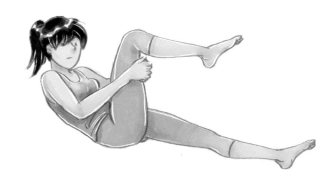

1. 双腿跪在床上，呈四脚板凳状。
2. 抬起头，眼睛看向天花板，腰背下压，做 3 次深呼吸。
3. 收腹，拱背，头朝下，使身体呈圆形，做 3 次深呼吸。

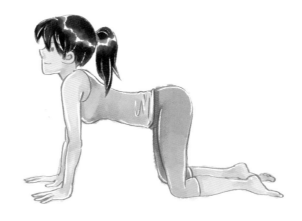

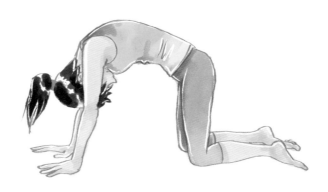

1. 身体向左侧卧在床上。
2. 左手向头顶伸展,右手放于身体前面。
3. 右腿尽量向上举起,再慢慢放下。
4. 重复做 10 次后,换另一侧重复动作。

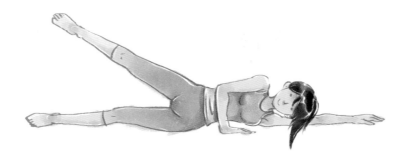

动作四

1. 平躺于床上,两手放于身体两侧。
2. 将右腿尽量举高,深呼吸一次后,慢慢放下。
3. 重复 10 次后,换另一条腿重复动作。

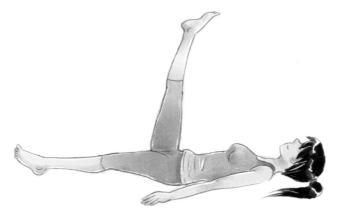

动作五

① 仰卧在床上，弯曲膝盖。

② 双脚平放在床上，双臂展开，与肩在一条直线上。

③ 慢慢地将双膝转向左侧，上半身和头部转向右侧，肩膀贴在床上。

④ 保持 10 秒后，换另一侧重复动作。

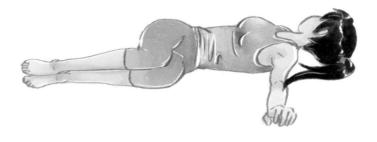

tips：这一套晨间体操有一定的难度，坚持起来需要有一定的耐心和韧性。不要忘了，长期锻炼对身心和睡眠的改善都是大有裨益的。

第二套

动作一

① 俯卧在床上。

② 双手、双腿分别张开，然后慢慢抬起，用腹部支撑身体，头部微微抬起。

③ 眼睛平视前方，保持 30 秒。

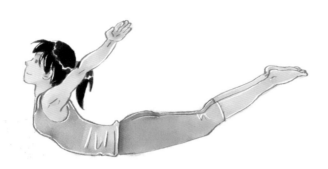

动作二

① 仰卧在床上。

② 双手平放在身体两侧，收紧腹部。

③ 将双腿慢慢向上抬起至 90°，保持 30 秒后，慢慢放下双腿。

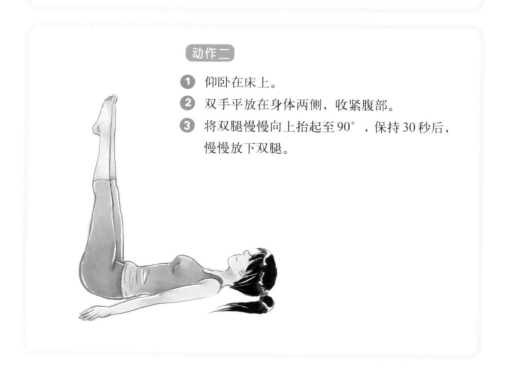

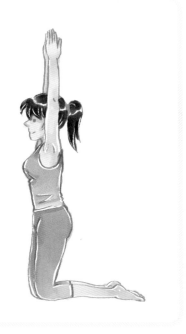

动作三

① 双膝跪在床上。

② 挺直上身，双臂向上举起，与肩同宽，掌心相向，绷紧臀部肌肉，保持 20 秒。

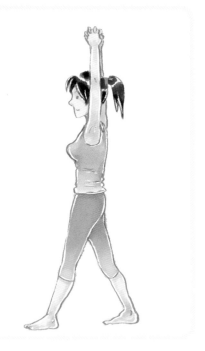

动作四

① 双腿一前一后站立在床上，两脚之间的距离不要超过 1 米。

② 双手向头顶伸出，并交叉相握。

③ 收紧臀部，挺胸收腹，保持 20 秒。

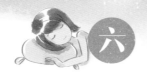# 六 常按摩脚底，安神助眠

足部有丰富的神经末梢和毛细血管，经常按摩脚底对神经和毛细血管有温和良好的刺激作用。这种温和刺激反射到大脑皮质，对大脑皮质起到抑制作用，使兴奋的交感神经顺利地向副交感神经转换。副交感神经兴奋后，此时人处于安静休息状态，从而消除疲劳，改善睡眠。

1. 敲击脚底

每晚临睡前用拳头敲击脚底，通过敲击给脚底以适当的刺激，能促进全身的血液循环，可使内脏功能得以增强，尽快恢复精力。

正确的敲击法：盘腿坐在床上或椅子上，把脚放在另一侧腿的膝盖上，以脚掌为中心，有节奏地向四周敲打，每只脚分别敲100次左右，以稍有疼痛感为度。

2. 晃动双脚

晃动双脚，可以促进全身血液循环，还可以使腿肚和膝盖内侧的肌肉得到伸展，消除腿部疲劳。冬天怕冷的人如果在就寝前实行此法，就会感到全身温暖，有助于改善睡眠。

正确的操作方法：仰卧在床，先让双脚在空中晃动一会儿，再像自行车一样让双脚旋转运动，持续5～6分钟即可。

3. 赤脚行走

脚掌心是保持人体平衡的重要部位，大凡身体健康的人都具有结实的脚掌心。让双脚从鞋袜中解放出来，选择一块平整或有鹅卵石的小道，赤脚行走，使脚掌得到有效的锻炼，消除疲劳。

正确的操作方法：行走时尽可能让脚心得到刺激，也可以尝试走走卵石路让5个脚趾不靠在一起，特别是大趾和二趾之间留有间隙，可使步履变得轻松。

4. 单脚站立

单脚站立，可有效按压脚部的穴位，起到锻炼脚底的作用。

正确的操作方法：先让双脚后跟稍微离开地面一些，习惯以后再踮着双脚的脚尖站立，然后过渡到踮着一只脚的脚尖站立。单脚站立时，可先踮着右脚的脚尖站立 1 ~ 2 分钟，然后再踮着左脚的脚尖站立 1 ~ 2 分钟，反复轮流进行。踮脚时最好双手扶墙或抓紧栏杆，切记要注意安全。

5. 摩擦脚底

让双脚合拢起来相互摩擦，使血液循环畅通，便可以在短时间内酣然入睡。

正确的操作方法：仰卧在床上，举起双脚，用力相互摩擦 20 次，脚部就会感到温暖，睡意也随之而来。

6. 按压涌泉穴

涌泉穴是足少阴肾经的井穴，具有宁神苏厥的作用，又是足少阴肾经经气所出之处，可以交通阴阳、启闭开窍，因此，按压涌泉穴可以使心神内守，寐寤有序。

正确的操作方法：每晚临睡前盘腿打坐，足底向上，然后屏气静心排除杂念，用双手拇指时重时轻地按摩两足底涌泉穴数百下（涌泉穴位于足底前部的凹陷处），以局部有温热感为宜。

7. 揉脚跟

失眠穴，又被称为百敲穴，即为治疗失眠的穴位，位于脚后跟的中间位置，足底中线与内、外踝尖连线相交处，即脚跟的中心处。经常按揉脚跟，可温和地刺激失眠穴，起到镇定、安眠的作用。

正确的操作方法：每晚临睡前盘腿坐，用手揉搓脚跟，可用拇指关节适当刺激失眠穴 3 ~ 5 分钟，以脚部微微发热为宜。

吃可以说影响着身体正常运行的各个方面，想要睡得好，就得吃得好。吃对食物，有助安眠。我们不能随便对待食物，而应学会利用科学的饮食改善睡眠。吃对了食物；睡眠会更好；觉睡得好，吃饭才香。这是一个良性循环的过程。

Chapter 3

要想睡得好，
应该这样吃

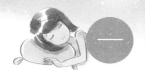

一 吃对食材，助你好眠

合理的营养、适度的运动和良好的睡眠是密不可分的，这三个要素与个体的健康也息息相关，保证良好饮食习惯有助于改善睡眠。想要利用饮食提升睡眠质量，我们又应该注意些什么呢？

1. 改善睡眠的关键营养素

睡眠是受中枢神经系统控制的，一旦有神经营养不良或营养失调，或者体内代谢发生障碍，不能供给脑神经充足的营养，人体就会出现睡眠障碍。因此，补充合适的营养素，也有助于改善睡眠质量。

B 族维生素

研究显示，维生素 B_1、维生素 B_6、维生素 B_{12}、烟酸都能帮助人体改善睡眠。

● 生活压力大、工作的竞争、未遂的意愿及社会环境的不断改变等，都会使人产生心理和生理反应，导致神经系统功能异常，因此造成大脑功能障碍，从而引发失眠。维生素 B_1 可以调节人体植物神经功能紊乱，降低大脑皮质的兴奋度，有助于改善因焦躁不安、情绪低落等心理问题引发的失眠。

● 维生素 B_6 在维持免疫系统功能和激素平衡方面扮演着重要角色，能帮助身体产生血清素。血清素有助于产生褪黑素——一种睡眠需要的激素。因此，适当补充维生素 B_6 对失眠患者很有帮助。

● 维生素 B_{12} 有维持神经系统健康、消除烦躁不安的功能，能使难以入眠及常在半夜醒来的人改善睡眠状况。实验也表明，慢性失眠患者服用维生素 B_{12} 数天后，多数人的睡眠状况都获得了改善。

● 烟酸是一种水溶性维生素，属于 B 族维生素。人体若缺乏烟酸，常会感到焦虑、易怒进而睡不好。因此，医学上，烟酸常被用来改善因忧郁症而引起的失眠。

色胺酸

色胺酸是一种天然的氨基酸，它是大脑制造血清素的原料。血清素是一种神经传导物质，它能减缓神经活动，让人安定放松，有效促进睡眠。色胺酸属于人体无法自行合成的营养素，必须通过食物才能摄取。有失眠问题的人，可摄取适量色胺酸。富含色胺酸的食物有肉类、牛奶及其制品、豆类、坚果类、香蕉等。

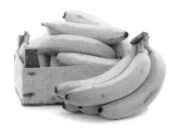

糖类

糖类是身体组织能量的关键来源，也是助眠的好帮手。糖类会刺激胰岛素分泌，胰岛素则能协助较多的色氨酸进入脑中，合成血清素，达到帮助入眠的目的。富含糖类的食物有谷物类、根茎类食物。

钙

钙能强化神经系统的传导反应，帮助调节心跳、肌肉收缩。补充足够的钙质，有助于安定情绪、消除紧张压力，进而帮助入睡。富含钙的食物有牛奶及其制品、小鱼干、虾米、黑芝麻等。

镁

镁具有调节神经细胞与肌肉收缩的功能，是安定情绪、消除焦虑的营养素。饮食中若缺乏镁，会造成容易紧张、情绪起伏较大，这些反应都会加重入睡困难。饮食中适量补充镁，有助于改善睡眠。富含镁的食物有全谷类、绿色蔬菜、豆类、坚果类、牛奶及其制品、海鲜类。

松果体

黑暗会刺激人体合成和分泌松果体素，它会经血液循环而作用于睡眠中枢使人体产生浓浓睡意。天亮时，松果体受光线刺激就会减少，使人从睡眠状态中醒来。适量补充富含松果体素的食物，如燕麦、甜玉米、番茄、香蕉等，可促进睡眠。

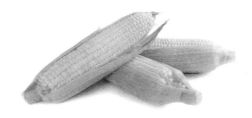

小米：小米富含色氨酸，通过代谢能生成抑制中枢神经兴奋度，使人产生一定困倦感的 5-羟色胺，有助于改善睡眠质量。

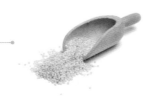

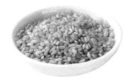

糙米：糙米富含维生素 B_6 和钾、镁等微量元素，能帮助人们消除沮丧烦躁的情绪，对改善因心理压力过大引起的失眠有较好的效果。

燕麦：燕麦片中丰富的维生素 B_6 有助于提高人体血清素水平，改善情绪，放松心情。适量食用燕麦对改善因情绪紧张所致的睡眠障碍有益。

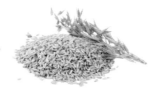

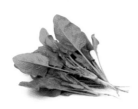

菠菜：菠菜中除了含有丰富的铁外，还富含钾、镁元素。饮食中适量补充钾和镁可以稳定情绪，调节神经系统功能，改善失眠的症状。

生菜：生菜茎叶中含有莴苣素，具有镇痛催眠、降低胆固醇、辅助治疗神经衰弱等功效，对改善神经衰弱性失眠有较好的效果。可以将其榨成汁，睡前饮用。

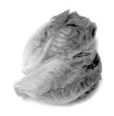

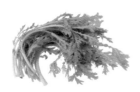

茼蒿：茼蒿中含有一种挥发性的精油以及胆碱等物质，有助于稳定情绪，起到养心安神的作用。睡眠不佳者适量食用茼蒿，能起到改善作用。

莴笋：莴笋中含有一种乳白色的汁液，具有安神镇静的作用，且没有毒性，较适合神经衰弱的失眠者食用。

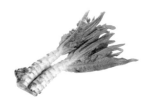

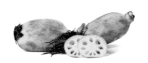

莲藕：莲藕中含有大量的糖类及丰富的钙、磷、铁等多种维生素，具有清热、养血、除烦等功效，可安神助眠。

黄花菜：黄花菜中含有丰富的维生素 B_1、钾、钙等成分。其中维生素 B_1 可以调节植物神经功能，降低大脑皮质的兴奋度，起到安神助眠的作用。

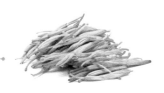

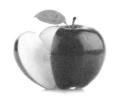

苹果：苹果中含有较多的钾、磷等成分，有宁神安眠、补脑养血的功效。同时，苹果的芳香具有明显的消除心理压抑感的作用，可改善因心理问题引起的睡眠障碍。

香蕉：香蕉被称为"包着果皮的安眠药"，除了能平稳血清素和褪黑素外，它还含有让肌肉产生松弛效果的镁元素，有助眠的功效。

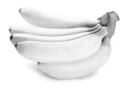

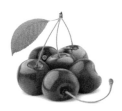

樱桃：樱桃是为数不多的含有褪黑素的食物之一，可以控制生物钟，帮助人们快速入眠。有睡眠障碍的人群可以适量食用樱桃。

核桃：随着年龄增长，人体夜间分泌褪黑素的能力会衰弱，这会破坏正常的睡眠模式。核桃含相当多的褪黑素，老年人可适量食用改善睡眠。

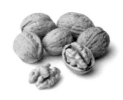

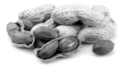

花生米：花生米富含不饱和脂肪酸，适量食用可以有效提高人体抗压能力和情绪控制能力，对调节植物神经有着重大意义，也有助于提高睡眠质量。

桂圆：桂圆中含有丰富的葡萄糖、蔗糖、维生素等物质，能够营养神经和脑组织，从而调整大脑皮质功能，改善失眠、神经衰弱等症。

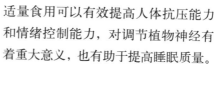

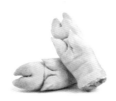

猪蹄：猪蹄中含有丰富的氨基酸，氨基酸不仅能在人体内参与合成胶原蛋白，它还能镇静中枢神经，对焦虑及神经衰弱、失眠等也有改善作用。

猪心：猪心含有较多的钙、磷、铁等成分，可以加强心肌营养，用于调理人的心悸、惊慌、失眠、健忘等症状。

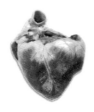

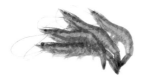

虾：虾是富含钙质的食物之一。钙能强化神经系统的传导反应，稳定情绪，消除紧张压力。经常失眠、精神压力大者可适当食用虾。

鹌鹑蛋：鹌鹑蛋富含卵磷脂和 B 族维生素，其中卵磷脂是高级神经活动不可缺少的营养物质。常食鹌鹑蛋可缓解失眠、神经衰弱、多梦等症状。

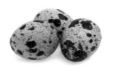

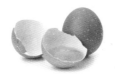

鸡蛋：蛋黄中含有丰富的维生素 B_6、维生素 B_{12}，适量食用能帮助人体生成褪黑素，维持神经系统健康，消除烦躁不安，改善睡眠。

蜂蜜：蜂蜜中的葡萄糖、维生素、镁、磷、钙等能够调节神经系统，改善紧张情绪，促进睡眠。神经衰弱者可以在每晚睡前喝一杯蜂蜜水。

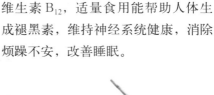

牛奶：牛奶中含有色氨酸，它是大脑合成 5- 羟色胺的主要原料，而 5- 羟色胺有让人产生睡眠欲望的作用。同时，牛奶中的钙还能消除人体的紧张情绪，对神经衰弱者更有益。

生姜：生姜中的姜辣素和芳香油等成分会使大脑皮质受到抑制，从而起到安神的作用，也可以帮助人拥有好睡眠，改善失眠、疲劳的症状。

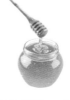

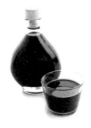

食醋：长期处于紧张状态，人体会产生大量乳酸，导致大脑神经受刺激而产生紧张性疲劳。醋酸能有效抑制乳酸生成，减轻疲劳，使人轻松入眠。

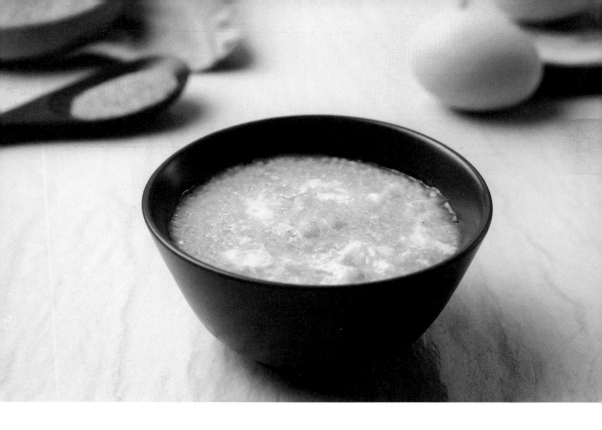

小米鸡蛋粥

- **原料** 小米 300 克, 鸡蛋 1 个
- **调料** 盐、食用油各少许

- **做法**
  1. 砂锅中注入适量的清水大火烧热。
  2. 倒入备好的小米, 搅拌片刻。
  3. 盖上锅盖, 烧开后转小火煮 20 分钟至熟软。
  4. 掀开锅盖, 加入盐、食用油, 搅匀调味。
  5. 打入鸡蛋, 小火煮 2 分钟。
  6. 关火, 将煮好的粥盛出装入碗中即可。

扫一扫, 看视频

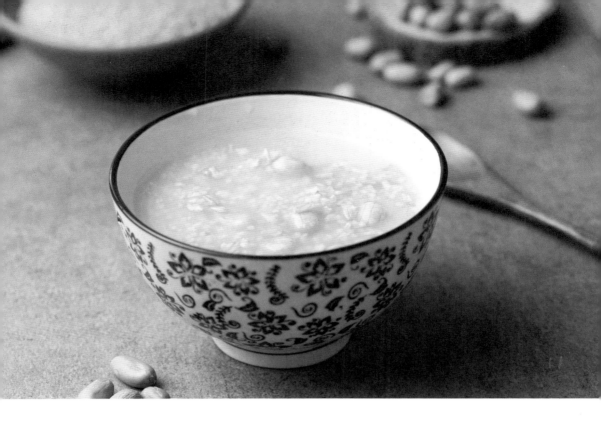

燕麦花生米小米粥

- 原料　花生米 30 克，小米 15 克，燕麦 10 克
- 调料　冰糖 30 克

- 做法
  1. 锅中倒入约 900 毫升清水烧热，下花生米、小米。
  2. 煮沸后倒入燕麦。
  3. 盖上盖，转小火煮约 40 分钟至锅中材料熟透。
  4. 揭开盖，倒入冰糖；盖上盖，煮约 3 分钟至冰糖溶化。
  5. 取下盖，搅拌几下，盛出即可。

扫一扫，看视频

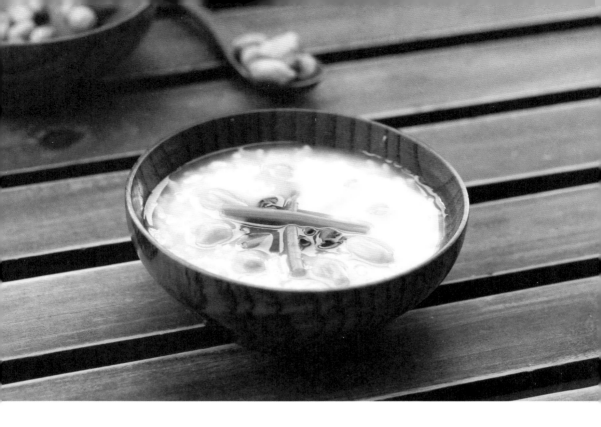

花生米菠菜粥

- ● 原料　水发大米 100 克，花生米 45 克，菠菜 35 克
- ● 调料　盐 2 克

- ● 做法
  1. 洗净的菠菜切成段，备用。
  2. 砂锅中注入适量清水烧热，倒入备好的花生米、大米，烧开后用小火煮约 40 分钟至食材熟软。
  3. 倒入菠菜，搅拌均匀煮至软，加入盐，搅匀，煮至食材入味。
  4. 关火后盛出煮好的粥，装入碗中即可。

扫一扫，看视频

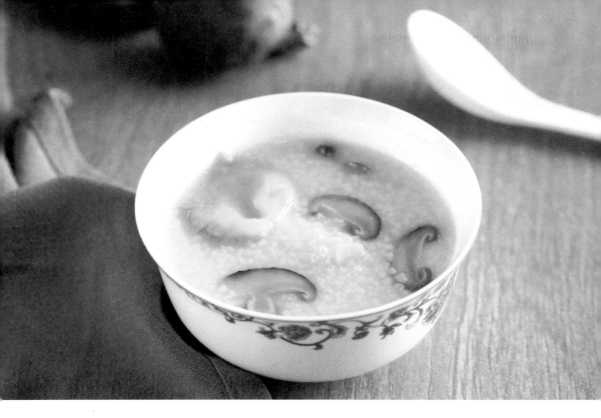

杂菇小米粥

- 原料　平菇 50 克，香菇（干）20 克，小米 80 克
- 调料　盐、鸡粉各 2 克，食用油 5 毫升

- 做法
  1. 砂锅中注水烧开，倒入泡好的小米，加入食用油，拌匀。
  2. 盖上盖，用大火煮开后转小火续煮 30 分钟至小米熟软。
  3. 揭开盖，倒入洗净切好的平菇。
  4. 放入洗净切好的香菇，拌匀。
  5. 盖上盖，用大火煮开后转小火续煮 10 分钟至食材入味。
  6. 揭开盖，加入盐、鸡粉，拌匀，盛出装碗即可。

扫一扫，看视频

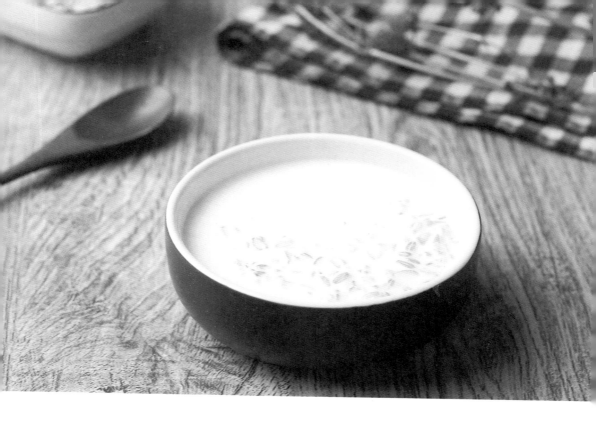

牛奶燕麦粥

- ● 原料　燕麦片 50 克，牛奶 250 毫升
- ● 调料　白糖适量

- ● 做法
  1. 将牛奶倒入杯中。
  2. 放入燕麦片，边倒边搅拌。
  3. 用保鲜膜将杯口盖住，待用。
  4. 电蒸锅注水烧开，放入食材。
  5. 盖上盖，蒸 5 分钟。
  6. 揭开盖，将食材取出。
  7. 揭开保鲜膜，加入白糖，拌匀即可。

扫一扫，看视频

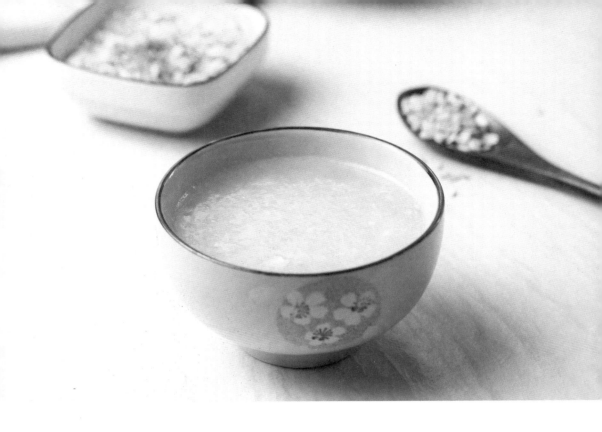

玉米燕麦粥

● 原料　玉米粉 100 克，燕麦片 80 克

● 做法
1. 取一个碗，倒入玉米粉，注入适量清水。
2. 搅拌均匀，制成玉米糊。
3. 砂锅中注入适量清水烧开，倒入燕麦片。
4. 盖上盖，大火煮 3 分钟至熟。
5. 揭开盖，加入玉米糊，拌匀。
6. 稍煮片刻至食材熟软。
7. 关火后将煮好的粥盛出，装入碗中即可。

扫一扫，看视频

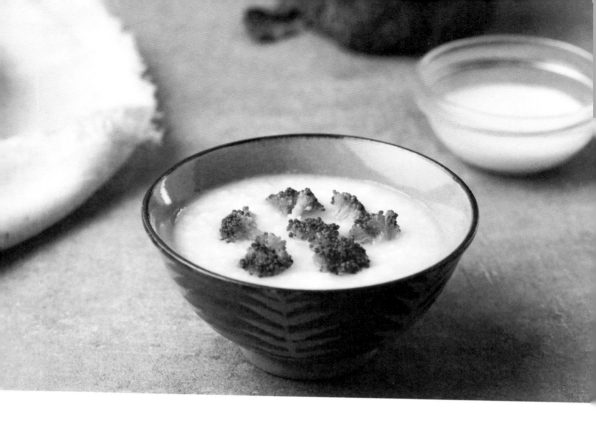

西蓝花牛奶粥

- 原料　水发大米 130 克，西蓝花 25 克，奶粉 50 克

- 做法
  1. 沸水锅中放入洗净的西蓝花，焯一会儿，至食材断生后捞出，沥干水分。
  2. 将焯过水的西蓝花切小块，待用。
  3. 砂锅中注水烧开，倒入洗净的大米，搅散，烧开后转小火煮约 40 分钟，至米粒变软。
  4. 放入备好的奶粉，拌匀，煮出奶香味。
  5. 倒入西蓝花，搅散，略煮一会儿，关火后盛出煮好的粥，装在碗中即可。

扫一扫，看视频

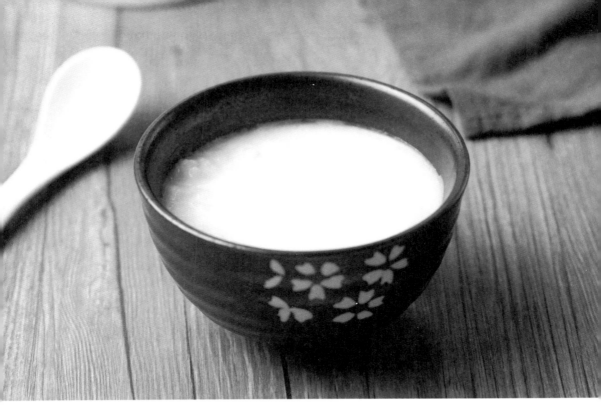

牛奶粥

- 原料　牛奶 400 毫升，水发大米 250 克

- 做法　1. 砂锅中注入适量的清水大火烧热。
　　　　2. 倒入牛奶、大米，搅拌均匀。
　　　　3. 盖上盖，大火烧开后转小火煮 30 分钟至大米熟软。
　　　　4. 揭开盖，持续搅拌片刻。
　　　　5. 将粥盛出装入碗中即可。

扫一扫，看视频

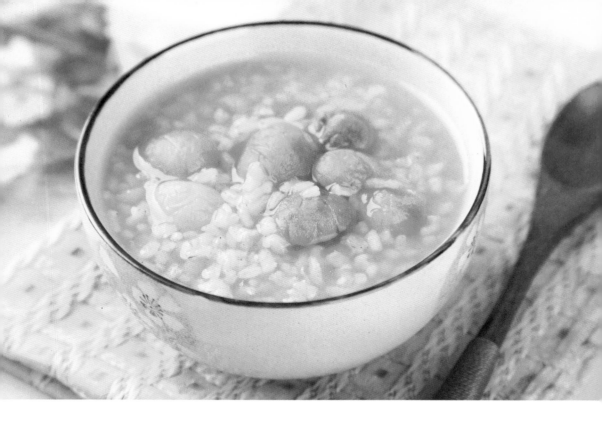

糙米桂圆甜粥

- 原料　水发糙米 100 克，桂圆肉 30 克
- 调料　冰糖 20 克

- 做法
  1. 锅中注入适量清水烧开，倒入洗净的桂圆肉。
  2. 放入备好的糙米，搅拌一会儿，使米粒散开。
  3. 盖上盖，烧开后用小火煮约 65 分钟，至食材熟透。
  4. 揭开盖，放入适量的冰糖，拌煮一会儿，至冰糖完全溶化。
  5. 关火后盛出煮好的桂圆甜粥，装在碗中即可。

扫一扫，看视频

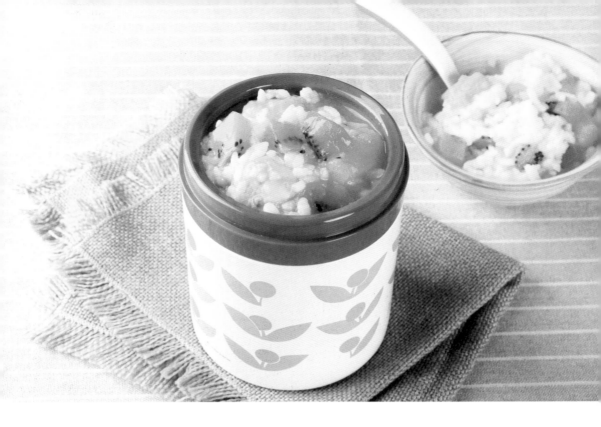

香蕉水果粥

- 原料　去皮香蕉 40 克，去皮菠萝、去皮猕猴桃各 20 克，水发大米 30 克
- 调料　冰糖 8 克

- 做法
  1. 香蕉切片，菠萝切丁，猕猴桃切丁。
  2. 焖烧罐中倒入泡好的大米，放入香蕉片、猕猴桃丁、菠萝丁，注开水至八分满。
  3. 盖上盖，摇一摇，预热 30 秒，取下盖，倒出水分。
  4. 焖烧罐中倒入冰糖，注开水至八分满。
  5. 盖上盖，焖 3 小时成粥。
  6. 取下盖，将粥装碗即可。

扫一扫，看视频

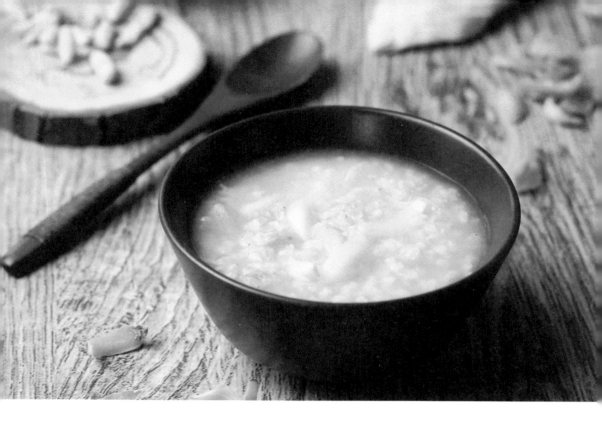

百合糙米粥

- **原料** 糙米 150 克，贝母、麦冬、干百合各 5 克
- **调料** 白糖适量

- **做法**
  1. 砂锅中注入适量清水，用大火烧开。
  2. 倒入备好的贝母、麦冬、百合、糙米，搅匀。
  3. 盖上盖，烧开后转小火煮约 90 分钟至食材熟软。
  4. 揭开盖，加入白糖。
  5. 持续搅拌片刻，至食材入味。
  6. 关火后将煮好的粥盛出，装入碗中即可。

扫一扫，看视频

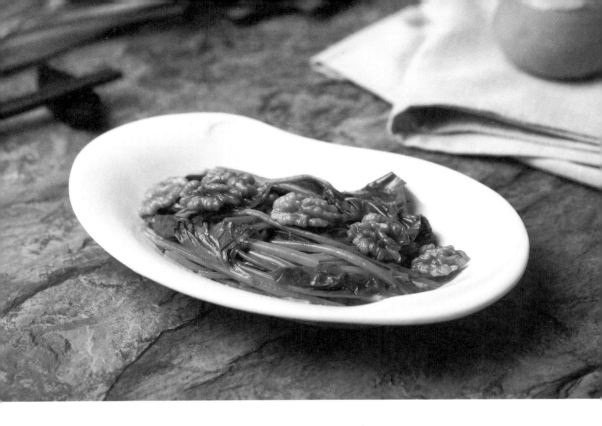

核桃菠菜

- 原料　菠菜 270 克，核桃仁 35 克
- 调料　盐、鸡粉各 2 克，食用油适量

- 做法
  1. 洗净的菠菜切成段。
  2. 热锅注油，烧至三成热，放入核桃仁，滑油 1 分钟，装盘，拌入 1 克盐，拌匀。
  3. 锅底留油，倒入切好的菠菜，翻炒匀。
  4. 加入 1 克盐、鸡粉，翻炒至熟。
  5. 将炒好的菠菜盛出装盘，放上核桃仁即可。

扫一扫，看视频

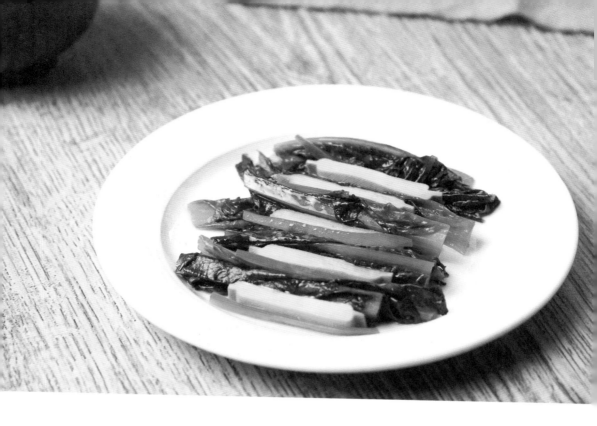

油麦菜炒香干

- 原料　油麦菜 200 克，香干 180 克，彩椒 40 克，蒜末少许
- 调料　盐、鸡粉各 2 克，生抽 4 毫升，水淀粉、食用油各适量

- 做法

1. 洗净的香干切粗丝，洗好的彩椒切粗丝，洗净的油麦菜切成段，备用。
2. 用油起锅，倒入蒜末，爆香，放入香干丝，翻炒匀。
3. 倒入切好的油麦菜，再放入彩椒丝，用大火快速炒一会儿，至食材熟软。
4. 淋入生抽，加入盐、鸡粉，炒匀调味。
5. 倒入水淀粉，用中火炒匀，至食材熟透，关火后盛出炒好的菜肴，装入盘中即成。

扫一扫，看视频

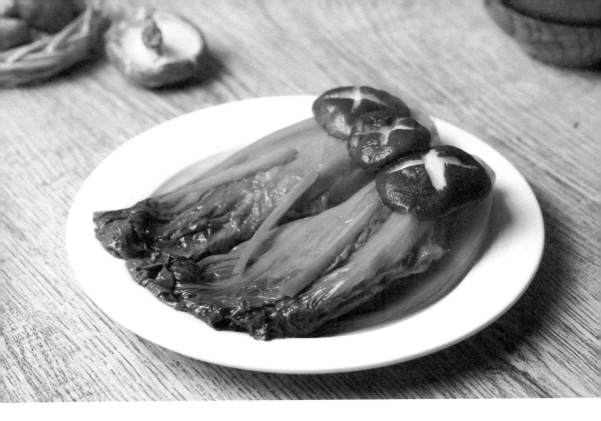

香菇扒生菜

- ● 原料　生菜 400 克，香菇 70 克，彩椒 50 克，姜片、蒜末各少许
- ● 调料　盐 3 克，鸡粉 2 克，蚝油 6 克，老抽 2 毫升，生抽 4 毫升，水淀粉、食用油各适量
- ● 做法
  1. 将洗净的生菜切开，洗好的香菇切成小块，洗净的彩椒切粗丝。
  2. 锅中注水烧开，加入少许食用油，放入切好的生菜，焯至其熟软后捞出。
  3. 沸水锅中再倒入切好的香菇，搅拌匀，焯约半分钟，至食材六成熟后捞出，待用。
  4. 用油起锅，加入姜片、蒜末，倒入清水，放入焯好的香菇，加入盐、鸡粉、蚝油、生抽，炒匀，略煮一会儿，待汤汁沸腾。
  5. 加入老抽，炒匀上色，再倒入水淀粉，快速翻炒一会儿，至汤汁收浓，关火待用。
  6. 取一个干净的盘子，放入焯好的生菜，摆好，盛出锅中的食材，撒上彩椒丝，摆好盘即成。

扫一扫，看视频

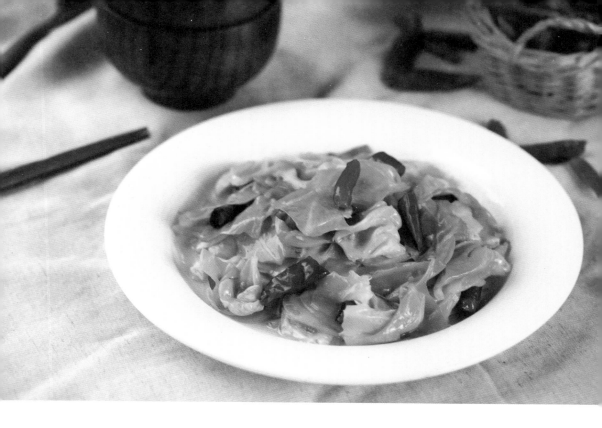

手撕包菜

- 原料　包菜 300 克，蒜末 15 克，干辣椒少许
- 调料　盐 3 克，味精 2 克，鸡粉、食用油各适量

- 做法
  1. 将洗净的包菜的菜叶撕成片。
  2. 炒锅置旺火上，注入食用油，烧热。
  3. 倒入蒜末爆香，再倒入洗好的干辣椒炒香。
  4. 倒入包菜，翻炒均匀，再淋入少许清水，继续炒 1 分钟，至食材熟软。
  5. 加入盐、鸡粉、味精，翻炒至入味。
  6. 将炒好的菜肴盛入盘中，摆好盘即成。

扫一扫，看视频

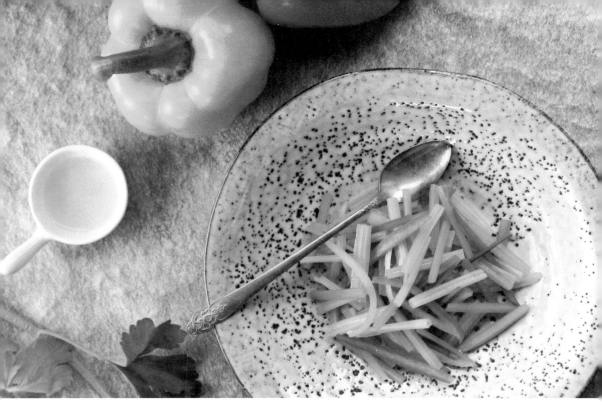

醋拌芹菜

- ● 原料　芹菜梗 200 克，彩椒 10 克，熟白芝麻少许
- ● 调料　盐 2 克，白糖 3 克，陈醋 15 毫升，芝麻油 10 毫升

- ● 做法
  1. 洗净的彩椒切开，去子，切成细丝；洗好的芹菜梗切成段，待用。
  2. 锅中注水烧开，倒入芹菜梗，拌匀，放入彩椒，焯至食材断生，捞出焯好的食材，沥干水分，待用。
  3. 将焯过水的食材倒入碗中，加入盐、白糖、陈醋、芝麻油，倒入白芝麻，搅拌均匀至食材入味。
  4. 取一个盘子，盛出拌好的菜肴，装入盘中即可。

扫一扫，看视频

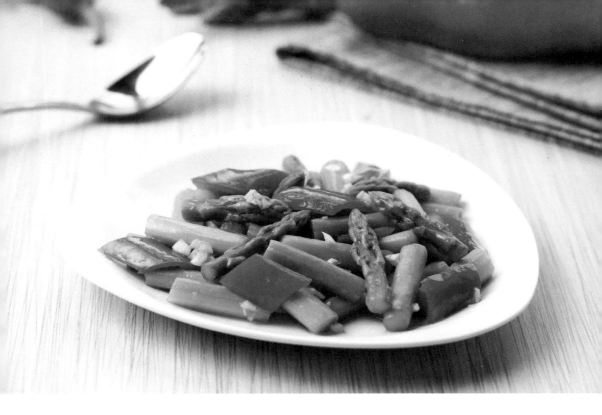

凉拌芦笋

- **原料** 芦笋 250 克，红椒 15 克，蒜末少许
- **调料** 盐 3 克，生抽 6 毫升，鸡粉、芝麻油、食用油各少许

- **做法**
  1. 芦笋去皮，切成 2 厘米长的段；红椒对半切开，去子，切成小块。
  2. 锅中注入清水烧开，加食用油，倒入芦笋和红椒，煮约 1 分钟至熟，捞出。
  3. 取大碗，倒入芦笋、红椒，加入蒜末、鸡粉、盐、生抽、芝麻油，拌匀调味。
  4. 将拌好的芦笋盛出，装入盘中即可。

扫一扫，看视频

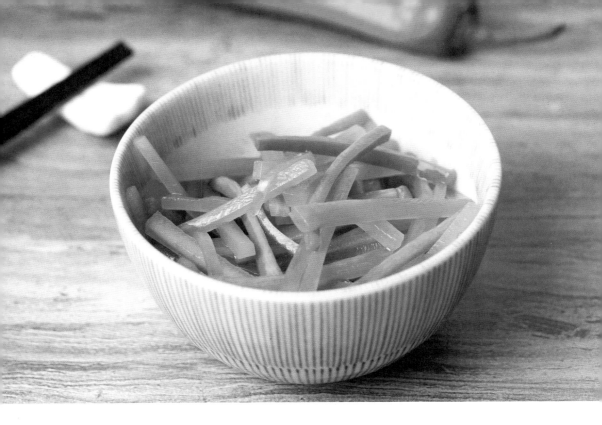

清味莴笋丝

- ● 原料 莴笋 340 克，红椒 35 克，蒜末少许
- ● 调料 亚麻子油适量，盐、鸡粉、白糖各 2 克，生抽 3 毫升，辣椒油少许

- ● 做法
  1. 将洗净去皮的莴笋切片，改切丝；红椒切段，切开，去子，切成丝。
  2. 锅中注入适量清水烧开，放 1 克盐、少许亚麻子油，放入莴笋丝，拌匀，略煮。
  3. 加入红椒丝，搅拌，煮约 1 分钟至熟，把煮好的莴笋和红椒捞出，沥干水分。
  4. 将莴笋和红椒装入碗中，加入蒜末，放 1 克盐、鸡粉、白糖、生抽、辣椒油、亚麻子油，拌匀，将菜肴装盘即可。

扫一扫，看视频

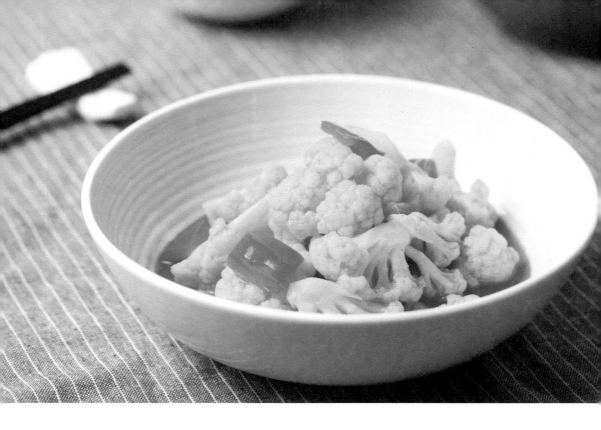

糖醋花菜

- 原料　花菜 350 克，红椒 35 克，蒜末、葱段各少许
- 调料　番茄酱 25 克，盐 3 克，白糖 4 克，料酒 4 毫升，水淀粉、食用油各适量

- 做法
  1. 花菜切成小块，红椒切成小块。
  2. 锅中注水烧开，加 1 克盐，放入花菜，煮 1 分 30 秒，倒入红椒块，拌匀，再煮约半分钟，至食材断生后捞出，沥干。
  3. 用油起锅，放入蒜末、葱段，用大火爆香，倒入花菜、红椒，翻炒匀，淋入料酒，炒透，注入少许清水。
  4. 放入番茄酱、白糖，搅拌匀，再加 2 克盐，炒匀，加水淀粉勾芡。关火后盛出炒好的菜肴，装入盘中即成。

扫一扫，看视频

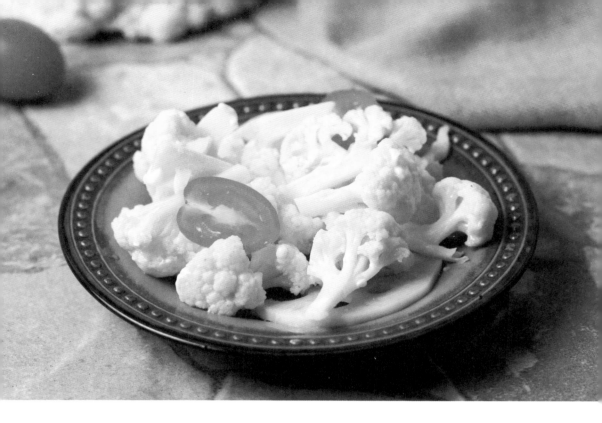

藕片花菜沙拉

- 原料　花菜 60 克，莲藕 70 克，圣女果少许
- 调料　白糖 2 克，白醋 5 毫升，盐、沙拉酱各少许

- 做法
  1. 洗净去皮的藕切薄片待用，洗净的花菜切成小朵待用。
  2. 锅中注入适量的清水大火烧开，倒入藕片、花菜，焯至断生。
  3. 将食材捞出放入凉水中放凉，冷却后捞出食材。
  4. 将食材装入碗中，放入盐、白糖、白醋，拌匀。
  5. 将拌好的菜装入盘中，挤上沙拉酱。
  6. 放上少许圣女果装饰即可食用。

扫一扫，看视频

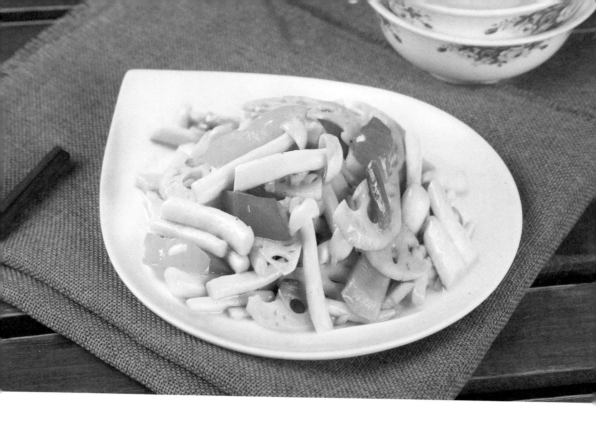

白玉菇藕片

- ● 原料　白玉菇 100 克，莲藕 90 克，彩椒 80 克，姜片、蒜末、葱段各少许
- ● 调料　盐 3 克，鸡粉 2 克，料酒、生抽、白醋、水淀粉、食用油各适量

- ● 做法
  1. 白玉菇切去老茎，再切成段；洗好的彩椒切成小块；去皮的莲藕对半切开，切成片。
  2. 锅中注水烧开，放入少许食用油、1 克盐，放入白玉菇、彩椒，煮 1 分钟，捞出食材。
  3. 沸水锅中放入适量白醋，倒入藕片，拌匀，煮 1 分钟至断生，把煮好的藕片捞出。
  4. 用油起锅，放入姜片、蒜末、葱段，爆香，倒入白玉菇和彩椒，放入莲藕，炒匀。
  5. 淋入料酒、生抽，拌炒匀，加入 2 克盐、鸡粉，炒匀调味。
  6. 倒入水淀粉，拌炒均匀，把锅中材料盛出，装盘即可。

扫一扫，看视频

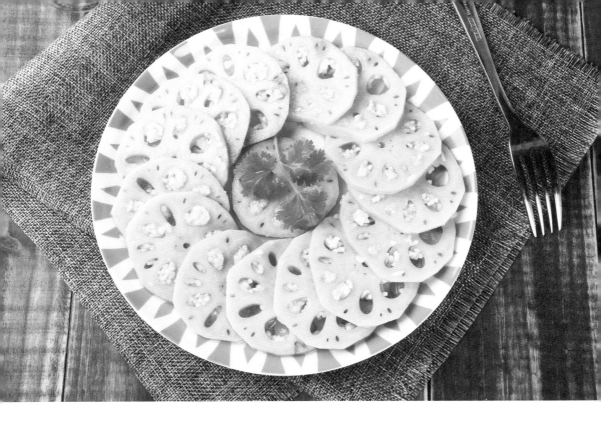

蜜汁糯米藕

- ● 原料　水发糯米 80 克，去皮莲藕 150 克
- ● 调料　盐 3 克，白糖、红糖、冰糖各 40 克

- ● 做法
  1. 将莲藕切去头部，制成莲藕盖，待用。
  2. 将泡好的糯米塞入莲藕孔和莲藕盖中，盖上莲藕盖，用牙签固定住，待用。
  3. 锅中注水烧热，放入莲藕，倒入冰糖、红糖、白糖、盐，拌匀。
  4. 盖上盖，大火煮至沸腾，再转小火煮 1 小时。
  5. 揭开盖，将莲藕捞入碗中，浇上糖水，浸泡 20 分钟至入味。
  6. 将牙签去掉，莲藕切片，摆放在盘中，浇上糖水即可。

扫一扫，看视频

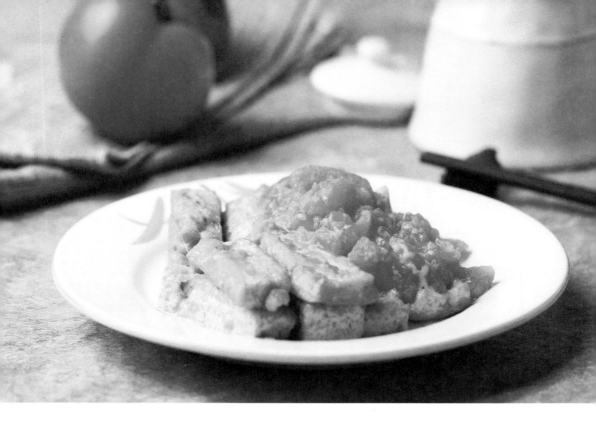

西红柿奶酪豆腐

- 原料　西红柿 200 克，豆腐 80 克，奶酪 35 克
- 调料　盐少许，食用油适量

- 做法
  1. 洗好的豆腐切成长方块；洗净的西红柿切成小瓣，去皮，切成丁。
  2. 奶酪切片，再切条，改切成碎末，备用。
  3. 煎锅置于火上，淋入少许食用油烧热，放入豆腐块，用小火煎出香味，翻转豆腐块，晃动煎锅煎至两面呈金黄色。
  4. 撒上奶酪碎，倒入西红柿，撒上少许盐，略煎片刻，至食材入味。
  5. 关火后将煎好的食材盛出，装入盘中即可。

扫一扫，看视频

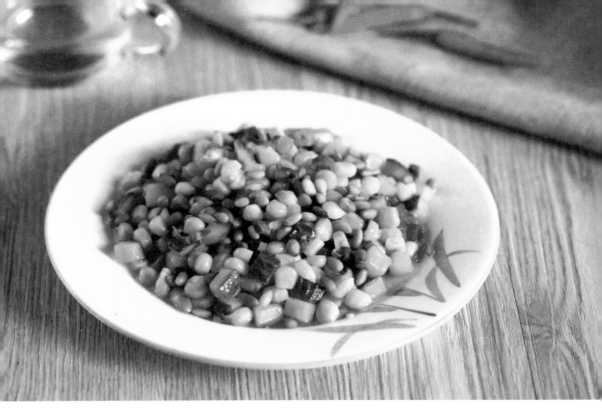

松仁玉米炒黄瓜丁

- 原料　玉米粒 200 克，松仁 100 克，黄瓜 85 克，葱花、蒜末各少许
- 调料　盐 2 克，鸡粉、白糖各少许，水淀粉、花生油各适量

- 做法

1. 将洗净的黄瓜切成条，去除瓜瓤，再切成小丁。
2. 炒锅中注入适量花生油，待油温升至 120℃，放入备好的松仁，转小火，边炸边搅拌，至松仁呈金黄色，捞出松仁，沥干油，待用。
3. 锅中倒入适量花生油，撒上蒜末，爆香，放入洗净的玉米粒，炒至其断生。
4. 倒入黄瓜丁，注入少许清水，炒匀，高温略煮一会儿。
5. 加入白糖、鸡粉，放入盐，炒匀调味，用水淀粉勾芡，撒上葱花，快炒至食材熟透。
6. 关火，将炒好的食材装入盘中，放入炸好的松仁即可。

扫一扫，看视频

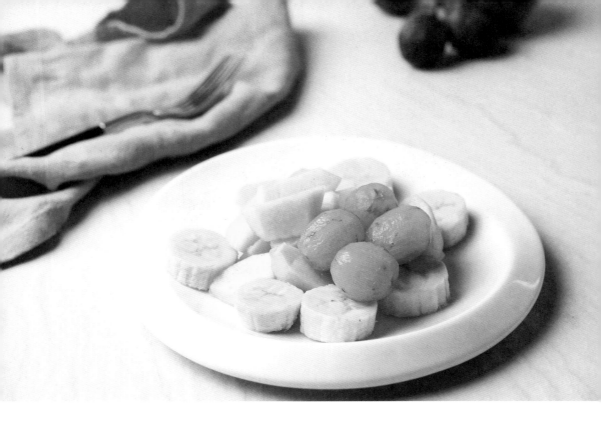

香蕉拌桃片

- ● 原料　香蕉 85 克，柠檬 35 克，葡萄 65 克，桃 120 克
- ● 调料　白糖少许

- ● 做法
  1. 洗净的香蕉剥去果皮，把果肉切小块。
  2. 洗好去皮的桃切取果肉，改切小块，备用。
  3. 取一个果盘，放入切好的香蕉、桃。
  4. 放入洗净去皮的葡萄。
  5. 再撒上白糖，挤上柠檬汁即成。

扫一扫，看视频

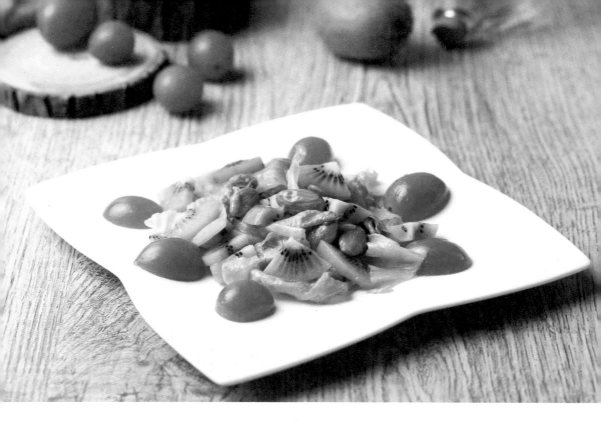

猕猴桃大杏仁沙拉

- 原料　猕猴桃 130 克，大杏仁 10 克，生菜、圣女果各 50 克，柠檬汁 10 毫升
- 调料　蜂蜜 2 毫升，橄榄油 10 毫升，盐少许

- 做法
  1. 洗净的圣女果对半切开。
  2. 去皮的猕猴桃对半切开，再切成片。
  3. 择洗好的生菜切成块待用。
  4. 取一个大碗，倒入生菜、杏仁、猕猴桃、圣女果，拌匀。
  5. 倒入柠檬汁，加入少许盐、蜂蜜、橄榄油，搅拌均匀。
  6. 将拌好的菜肴装入盘中即可。

扫一扫，看视频

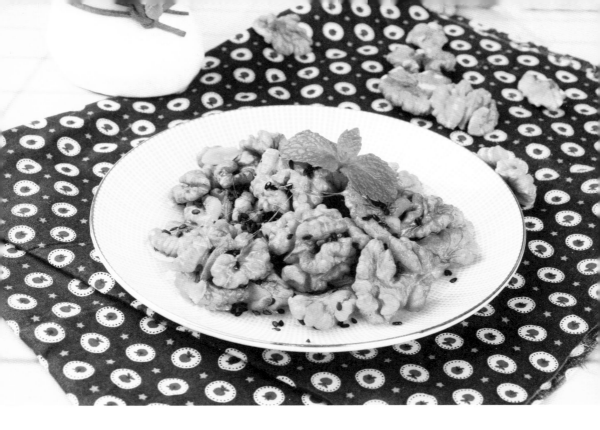

芝麻麦芽糖蒸核桃仁

- 原料　核桃仁 80 克，黑芝麻 5 克
- 调料　麦芽糖 20 克

- 做法
  1. 将麦芽糖直接浇在核桃仁上。
  2. 撒上备好的黑芝麻。
  3. 电蒸锅注水烧开，放入核桃仁。
  4. 盖上锅盖，定时 8 分钟。
  5. 待 8 分钟后揭开锅盖，将核桃仁取出即可。

扫一扫，看视频

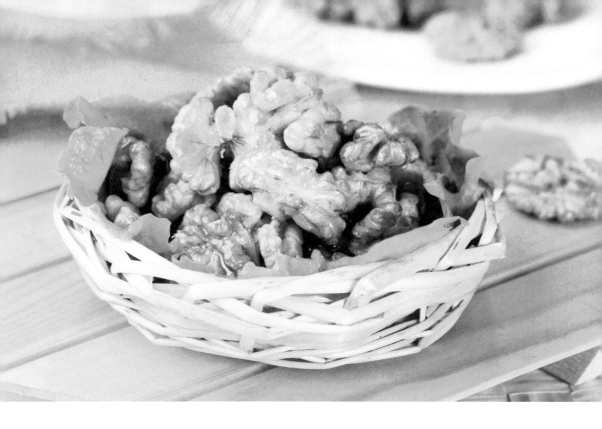

烤蜜汁核桃仁

- 原料　核桃仁 200 克
- 调料　蜂蜜 20 毫升

- 做法
  1. 将洗净的核桃仁装在碗中，淋入蜂蜜，拌匀。
  2. 核桃仁放入烤盘中，铺开、摊匀。
  3. 烤盘推入预热的烤箱中。
  4. 关好箱门，将上、下火均调为 180℃，烤约 10 分钟，使食材香脆可口。
  5. 断电后打开箱门，取出烤盘。
  6. 放凉后将烤好的菜肴盛入碟子中即成。

扫一扫，看视频

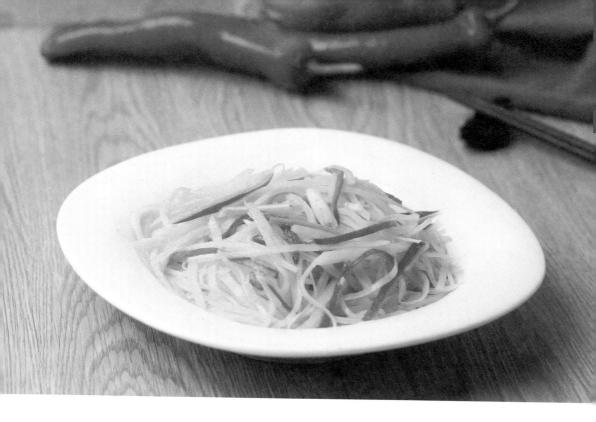

糖醋土豆丝

- 原料　土豆 450 克，红椒片 20 克，葱段、姜片各少许
- 调料　盐 2 克，白糖 3 克，白醋 4 毫升，食用油适量

- 做法
  1. 洗净去皮的土豆切丝，放入凉水中浸泡片刻。
  2. 备好的红椒片切成丝，待用。
  3. 将土豆丝从凉水里捞出，沥干水分。
  4. 热锅注油烧热，放入葱段、姜片，爆香。
  5. 放入土豆丝、红椒丝，翻炒片刻，加入盐、白糖、白醋，翻炒调味。
  6. 关火，将炒的土豆丝盛出装入盘中即可。

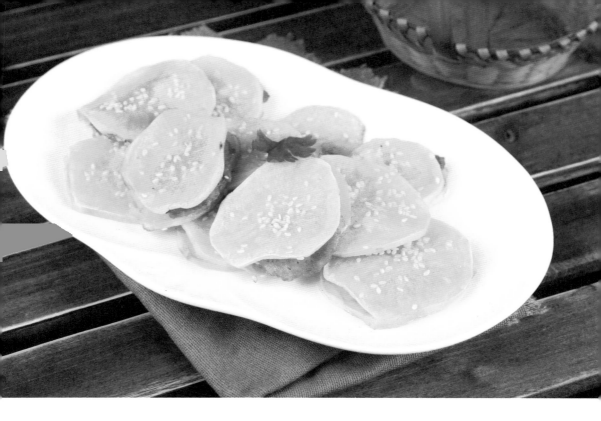

烤土豆小肉饼

- 原料　猪肉末 40 克，去皮土豆 120 克，熟白芝麻 10 克，烤肉汁 20 毫升
- 调料　食用油适量

- 做法
  1. 土豆切厚片，中间不断，制成夹子状；肉末放入碗中，倒入烤肉汁，拌匀制成肉馅。
  2. 将肉馅放入土豆夹中，待用。
  3. 备好烤盘，铺上锡纸，刷食用油，放上土豆夹，刷油，撒白芝麻。
  4. 将烤盘放入电烤箱，将上、下管温度均调至 200℃。
  5. 把时间设置为 20 分钟，开始烤制，到时间取出菜肴装盘即可。

扫一扫，看视频

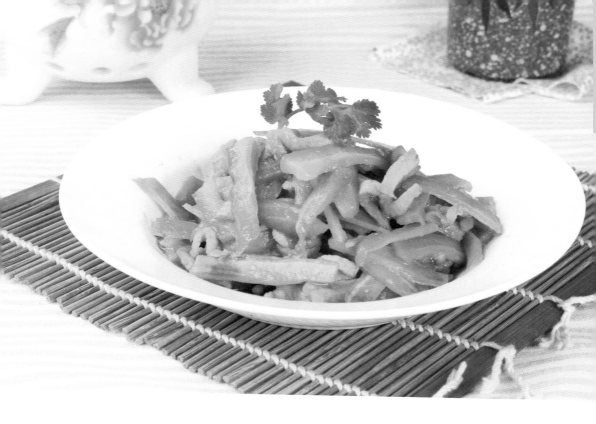

苦瓜肉丝

- ● 原料 苦瓜 150 克，瘦肉 100 克，葱段 4 克，姜丝 3 克
- ● 调料 生抽、料酒各 5 毫升，淀粉 5 克，鸡粉、盐各 2 克，食用油适量

- ● 做法 1. 对切开的苦瓜切去瓤，切成片，再对切；瘦肉切丝。

　　　　　2. 肉丝装碗中，淋入生抽、料酒、淀粉，搅匀腌 5 分钟，封上保鲜膜。

　　　　　3. 用微波炉加热肉丝 2 分钟。

　　　　　4. 热好的肉丝倒入苦瓜中，加入葱段、姜丝、盐、鸡粉、食用油，搅拌匀，加盖。

　　　　　5. 用微波炉加热苦瓜肉丝 3 分钟。

　　　　　6. 打开炉门，将苦瓜肉丝取出，倒入盘中即可。

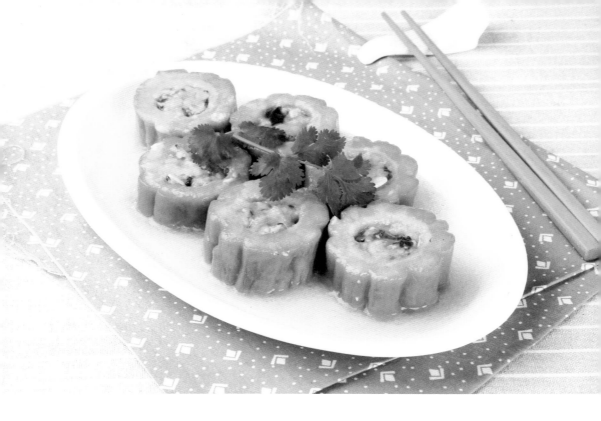

苦瓜酿

- 原料 肉末 200 克，苦瓜 1 根（250 克），虾皮 25 克，水发黑木耳、香菇各 50 克，葱花、蒜末各少许

- 调料 盐、鸡粉各 2 克，水淀粉、料酒各 5 毫升，淀粉 10 克，食用油适量

- 做法
  1. 苦瓜切小段，挖净瓤制成苦瓜圈；香菇剁碎；水发黑木耳剁碎。
  2. 肉末装碗，放入香菇碎、虾皮、黑木耳碎、蒜末、葱花、1 克盐、1 克鸡粉、料酒，腌至入味，填入苦瓜圈，撒上淀粉，制成苦瓜酿生坯。
  3. 电蒸锅注水烧开，放入苦瓜酿生坯，蒸 20 分钟至熟软，待用。
  4. 热锅注水，加盐、鸡粉各 1 克，待水沸，放入水淀粉，搅匀。
  5. 淋入食用油，搅成酱汁。至酱汁油亮后盛出酱汁，浇在苦瓜酿上即可。

扫一扫，看视频

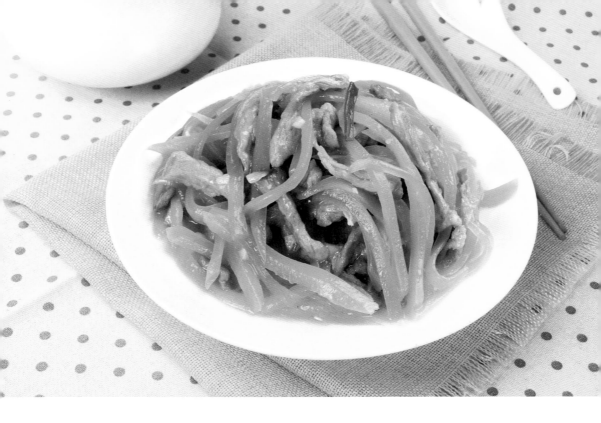

莴笋炒瘦肉

- 原料　莴笋 200 克，瘦肉 120 克，葱段、蒜末各少许
- 调料　盐 2 克，鸡粉、白胡椒粉各少许，料酒 3 毫升，生抽 4 毫升，水淀粉、芝麻油、食用油各适量
- 做法
  1. 将去皮莴笋切细丝，瘦肉切丝。
  2. 肉丝装碗，加入 1 克盐、料酒、生抽、白胡椒粉、少许水淀粉、少许食用油，拌匀，腌渍待用。
  3. 用油起锅，倒入腌渍好的肉丝，炒匀，至其转色。
  4. 撒上葱段、蒜末，炒出香味，倒入莴笋丝，炒匀炒透。
  5. 加入 1 克盐，放入鸡粉，炒匀调味，注入少许清水，炒匀。
  6. 再用余下的水淀粉勾芡，至食材熟透，淋入芝麻油，炒香。
  7. 关火后盛入盘中，摆好盘即可。

扫一扫，看视频

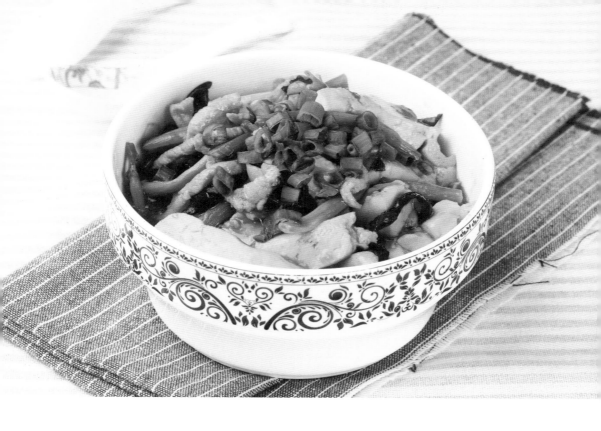

活豆腐

- **原料** 豆腐 170 克, 黄花菜 40 克, 瘦肉 90 克, 木耳 50 克, 葱花、蒜末、姜末各少许

- **调料** 盐、鸡粉各 2 克, 老抽 2 毫升, 生抽 6 毫升, 水淀粉 4 毫升, 食用油适量

- **做法**
  1. 备好的豆腐切片, 再切段; 洗净的瘦肉切丝; 泡发好的黄花菜切去根部, 拦腰切长段; 泡发好的木耳切碎, 待用。
  2. 热锅注油烧热, 倒入肉丝, 炒至转色, 加入姜末、蒜末, 翻炒出香味。
  3. 放入黄花菜、木耳, 翻炒均匀, 淋入生抽, 适量清水, 倒入豆腐, 加入盐, 翻炒匀, 大火煮开后转小火煮 8 分钟。
  4. 加入鸡粉、老抽, 淋入水淀粉, 炒匀, 将豆腐盛出, 撒上葱花即可。

扫一扫, 看视频

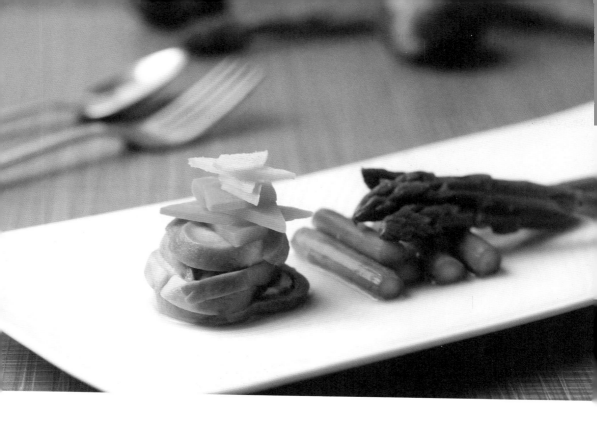

草菇烩芦笋

- 原料 芦笋 170 克，草菇 85 克，胡萝卜片、姜片、蒜末、葱白各少许
- 调料 盐、鸡粉各 2 克，蚝油 4 克，料酒 3 毫升，水淀粉、食用油各适量

- 做法

1. 洗好的草菇切成小块，洗净去皮的芦笋切成段。

2. 锅中注水烧开，放入 1 克盐、少许食用油，倒入草菇，焯约半分钟。

3. 再倒入芦笋段，拌匀，焯约半分钟，至全部食材断生后捞出，沥干待用。

4. 用油起锅，放入胡萝卜片、姜片、蒜末、葱白，用大火爆香。

5. 倒入焯好的食材，淋入料酒，用中火翻炒几下，炒匀提味。

6. 放入蚝油，炒香、炒透，再加入 1 克盐、鸡粉，翻炒片刻至食材熟软。

7. 淋入适量水淀粉勾芡，关火后盛出炒好的菜肴，放在盘中即成。

扫一扫，看视频

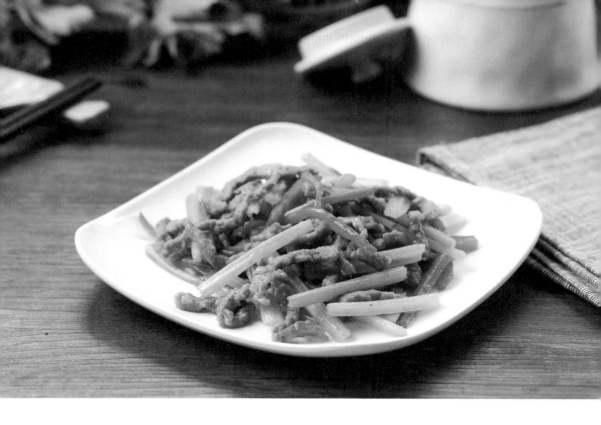

芹菜炒牛肉

- ● 原料　牛肉 200 克，芹菜梗 100 克，红椒丝、姜丝各少许
- ● 调料　料酒 4 毫升，白糖 2 克，盐、味精、水淀粉、芝麻油、食用油各适量

- ● 做法

1. 牛肉切成丝，芹菜梗切成段。
2. 牛肉丝放入碗中，倒入料酒、1 克盐、1 克味精、少许水淀粉、食用油，腌渍 3～5 分钟。
3. 热锅注油，烧至五六成热，倒入牛肉，滑油片刻，捞出沥干。
4. 锅底留油，倒入姜丝，煸炒香，放入芹菜，拌炒匀，加 1 克盐、1 克味精、白糖调味，翻炒至芹菜断生。
5. 倒入牛肉、红椒丝，加入余下的水淀粉，淋入芝麻油，炒熟，盛出即可。

扫一扫，看视频

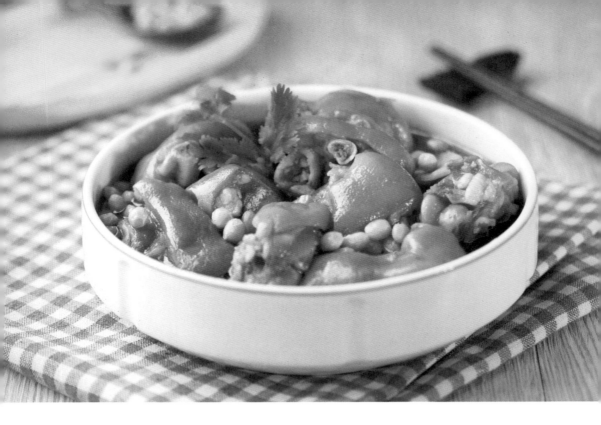

醋香猪蹄

- 原料 猪蹄 400 克，姜片 20 克，水发黄豆 150 克
- 调料 盐 10 克，鸡粉 4 克，白糖 13 克，料酒、白醋各 10 毫升，生抽、辣椒油各 5 毫升，陈醋 25 毫升，芝麻油 3 毫升
- 做法
  1. 将处理干净的猪蹄斩成块，装入盘中备用。
  2. 锅中倒入适量清水，放入猪蹄，加入姜片、白醋，用大火烧开。
  3. 放入黄豆，再加入料酒、10 毫升陈醋、3 克白糖、盐、2 克鸡粉，调味。
  4. 用小火续煮 30 分钟至入味，把猪蹄捞出，把黄豆和姜片捞入盘中，挑去姜片。
  5. 取一个大碗，把猪蹄倒入碗中，加入辣椒油、15 毫升陈醋、生抽、10 克白糖、2 克鸡粉、芝麻油，拌匀。
  6. 取一个盘子，把拌好的猪蹄装入盘中。
  7. 把黄豆倒入装有调料的碗中，拌匀，倒入装有猪蹄的碗中即可。

扫一扫，看视频

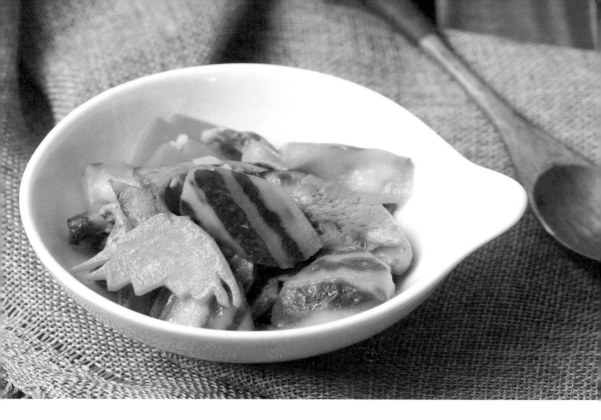

丝瓜炒猪心

- 原料　丝瓜 120 克，猪心 110 克，胡萝卜片、姜片、蒜末、葱段各少许

- 调料　盐 3 克，鸡粉 2 克，蚝油 5 克，料酒 4 毫升，水淀粉、食用油各适量

- 做法
  1. 洗净去皮的丝瓜对半切开，切成小块；洗净的猪心切成片。
  2. 猪心装碗，加 1 克盐、1 克鸡粉、料酒、少许水淀粉，拌匀，腌渍 10 分钟。
  3. 锅中注水烧开，倒入食用油，放入丝瓜，煮约半分钟，捞出。
  4. 倒入猪心，煮约半分钟，捞出，沥干水分，待用。
  5. 用油起锅，倒入胡萝卜片、姜片、蒜末、葱段，大火爆香，放入丝瓜、猪心，快速炒匀。
  6. 放入蚝油、1 克鸡粉、2 克盐、余下的水淀粉，炒至入味，关火后盛出即可。

扫一扫，看视频

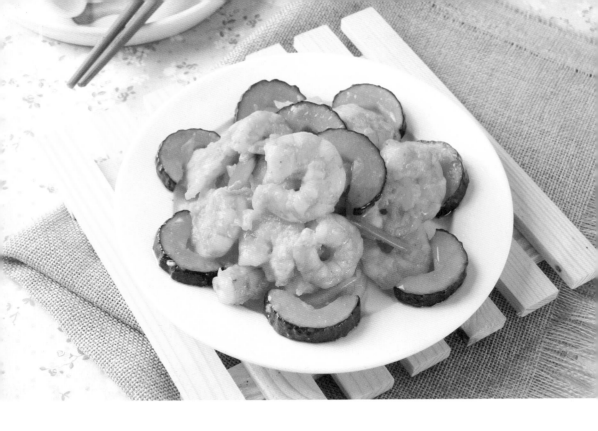

清炒虾仁

- ● 原料　鲜虾仁 80 克，黄瓜 60 克，鸡蛋 1 个（取蛋清），姜片、蒜末、葱段各 3 克
- ● 原料　盐、鸡粉各 1 克，料酒 3 毫升，淀粉 15 克，食用油适量
- ● 做法
  1. 洗净的黄瓜对半切开，切厚片；在洗好的鲜虾仁中放入蛋清、淀粉，搅拌均匀。
  2. 锅中注入足量油，烧至四成热，放入拌好的虾仁，滑油半分钟，捞出虾仁，装盘待用。
  3. 用油起锅，放入姜片、葱段、蒜末，爆香，倒入切好的黄瓜，翻炒数下。
  4. 放入虾仁，搅散，加入料酒，翻炒均匀，注入约 50 毫升清水，搅匀，稍煮片刻。
  5. 加入盐、鸡粉，炒匀至收汁，关火后将菜肴装盘即可。

扫一扫，看视频

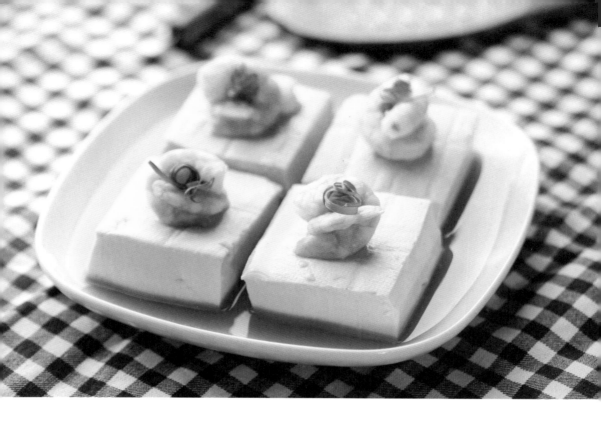

虾仁蒸豆腐

- 原料　虾仁 80 克，豆腐块 300 克，姜片、葱段、葱花各少许
- 调料　盐、鸡粉、白糖各 2 克，淀粉 5 克，蚝油 3 克，料酒 10 毫升，水淀粉少许，食用油适量
- 做法
  1. 洗好的虾仁由背部划开，挑去虾线，装碗，加 1 克盐、1 克鸡粉、5 毫升料酒、淀粉、少许食用油，拌匀，腌渍 10 分钟至其入味，备用。
  2. 把豆腐块装盘，放入蒸锅，大火蒸 5 分钟至熟，取出。
  3. 用油起锅，爆香姜片、葱段、葱花，倒入虾仁，炒至变色。
  4. 加入少许清水，炒匀，放入 1 克盐、1 克鸡粉、白糖、蚝油、5 毫升料酒，炒匀，用水淀粉勾芡。
  5. 关火后将虾仁盛出，放在豆腐上，再淋上锅中剩余的汁即可。

扫一扫，看视频

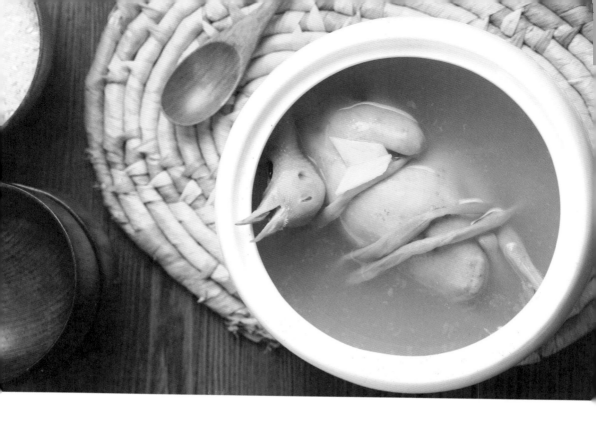

黄花菜炖乳鸽

- 原料　乳鸽肉 400 克，水发黄花菜 100 克，红枣 20 克，枸杞 10 克，花椒、姜片、葱段各少许
- 调料　盐、鸡粉各 2 克，料酒 7 毫升
- 做法
  1. 洗净的黄花菜切除根部。
  2. 锅中注水烧开，放入处理干净的乳鸽肉，略煮一会儿，淋入 3 毫升料酒，煮约半分钟。
  3. 捞出乳鸽，沥干水分，待用。
  4. 砂锅中注水烧开，撒上洗净的花椒、姜片、红枣、枸杞、乳鸽、黄花菜，搅拌匀，淋入 4 毫升料酒提味。
  5. 盖上盖，煮沸后用小火炖约 1 小时，至食材熟透。
  6. 揭开盖，加入鸡粉、盐，搅匀提味，用大火续煮一会儿，至汤汁入味。
  7. 关火后取下砂锅，趁热撒上葱段即成。

扫一扫，看视频

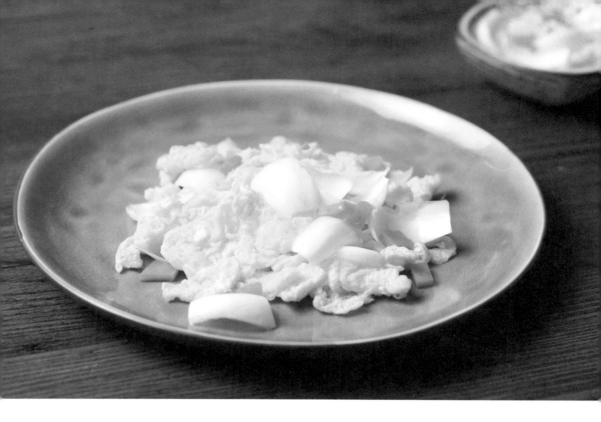

鸡蛋炒百合

- **原料**　鲜百合 140 克，胡萝卜 25 克，鸡蛋 2 个，葱花少许
- **调料**　盐、鸡粉各 2 克，白糖 3 克，食用油适量

- **做法**
  1. 洗净去皮的胡萝卜切厚片，再切条，改切成片。
  2. 鸡蛋打入碗中，加入盐、鸡粉，拌匀，制成蛋液，备用。
  3. 锅中注水烧开，倒入胡萝卜、洗好的百合，拌匀。
  4. 加入白糖，煮至食材断生，捞出煮好的材料，沥干水分，待用。
  5. 用油起锅，倒入蛋液，炒匀，放入胡萝卜、百合，炒匀。
  6. 撒上葱花，炒出葱香味，关火后盛出炒好的菜肴即可。

扫一扫，看视频

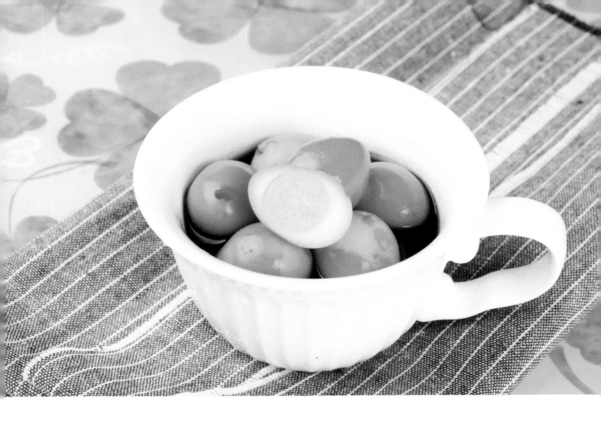

酱鹌鹑蛋

- 原料　去壳熟鹌鹑蛋 90 克
- 调料　生抽 5 毫升

- 做法

1. 锅中注水，倒入鹌鹑蛋。
2. 淋入生抽，搅匀。
3. 盖上盖，用大火煮开后转小火焖 30 分钟至入味。
4. 揭开盖，将焖好的鹌鹑蛋装碗即可。

扫一扫，看视频

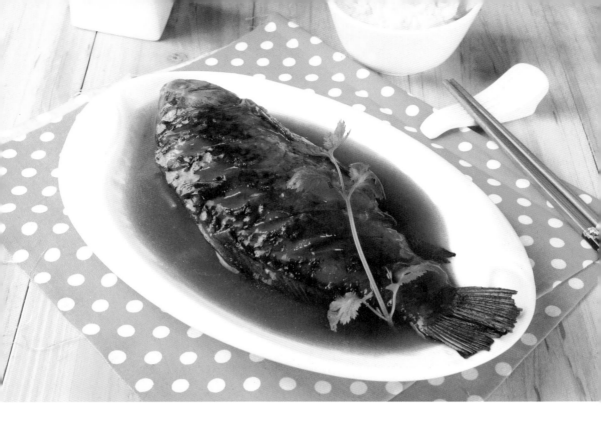

姑苏鲫鱼

- **原料** 河鲫鱼 250 克，姜片、葱段各少许
- **调料** 生抽、料酒、陈醋、芝麻油各 5 毫升，鸡粉、盐、白糖各 3 克，水淀粉 10 毫升，食用油适量，冰糖 40 克
- **做法**
  1. 鲫鱼去鳞，打一字花刀。热锅注油，放入鲫鱼，煎至微黄色，装盘待用。
  2. 另起锅注油，倒入水、冰糖，炒拌至冰糖溶化，煮沸，装碗。
  3. 锅内注油，爆香葱段、姜片，倒入鲫鱼、料酒、水、焦糖水。
  4. 加入生抽、盐、白糖，拌匀，盖上盖，大火煮开后转小火煮 20 分钟；揭开盖，将鱼盛入盘中，待用。
  5. 锅中加入水淀粉、陈醋、芝麻油、鸡粉，拌匀盛出，浇在鲫鱼上即可。

扫一扫，看视频

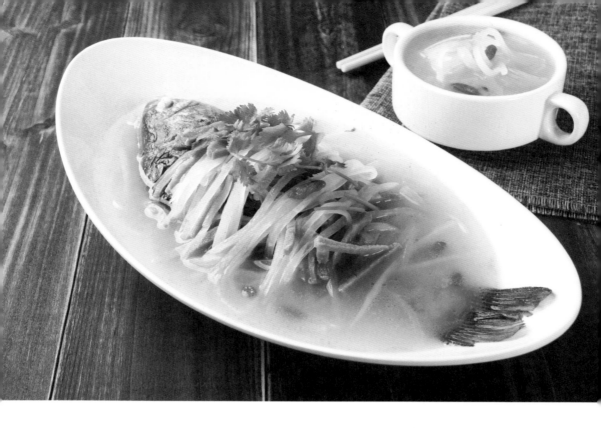

萝卜丝炖鲫鱼

- **原料** 鲫鱼 250 克，去皮白萝卜 200 克，金华火腿 20 克，枸杞 15 克，姜片、香菜各少许

- **调料** 盐、鸡粉、白胡椒粉各 3 克，料酒 10 毫升，食用油适量

- **做法**
  1. 白萝卜、火腿都切丝；鲫鱼两面打上一字花刀。
  2. 往鲫鱼两面抹 2 克盐，淋上料酒，腌渍 10 分钟。
  3. 热锅注油烧热，倒入鲫鱼，放入姜片，爆香，注入 500 毫升清水。
  4. 倒入火腿丝、白萝卜丝，拌匀，炖 8 分钟。
  5. 加入 1 克盐、鸡粉、白胡椒粉。
  6. 充分拌匀入味，关火后捞出煮好的鲫鱼，淋上汤汁，点缀上枸杞、香菜即可。

扫一扫，看视频

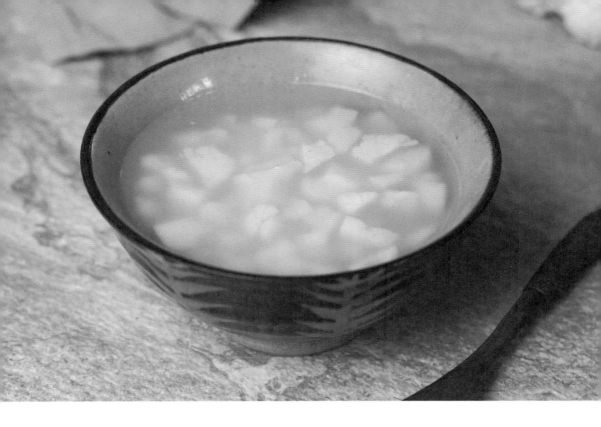

花菜汤

- 原料　花菜 160 克，骨头汤 350 毫升

- 做法　1. 锅中注水烧开，倒入花菜，搅匀，中火煮约 5 分钟至花菜断生，捞出沥干。
  2. 将放凉的花菜切碎，备用。
  3. 锅中注水烧开，倒入骨头汤，煮沸，放入花菜，搅拌均匀。
  4. 盖上锅盖，烧开后用小火煮约 15 分钟至其入味。
  5. 揭开锅盖，搅拌一会儿。
  6. 关火后盛出煮好的汤料，装入碗中即可。

扫一扫，看视频

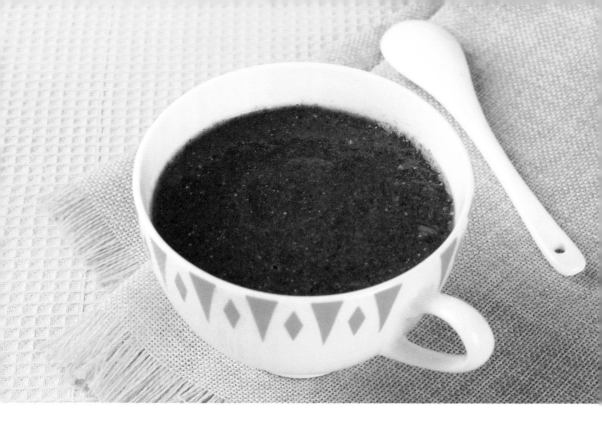

菠菜白菜浓汤

- 原料　菠菜 40 克，白菜 50 克，黑芝麻 30 克
- 调料　大酱 10 克

- 做法
  1. 白菜切成小块，菠菜切段。
  2. 菠菜、白菜倒入榨汁机，加入黑芝麻、大酱，注入适量清水。
  3. 启动榨汁机，将榨好的蔬菜汤倒入碗中，盖上保鲜膜。
  4. 将蔬菜汤放入微波炉。
  5. 微波加热 1 分钟后，取出，去掉保鲜膜即可。

扫一扫，看视频

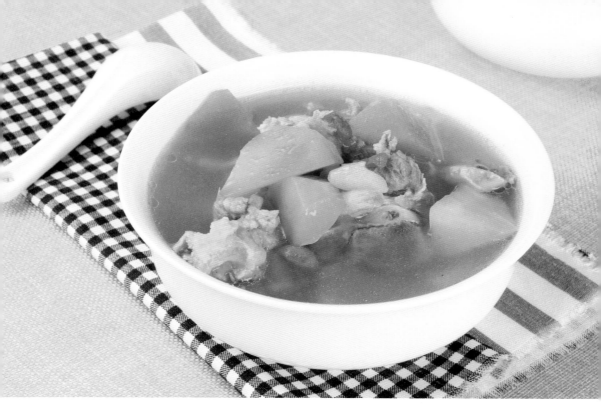

莴笋筒骨汤

- ● 原料　去皮莴笋 200 克,筒骨 500 克,黄芪、枸杞、麦冬各 30 克,姜片少许
- ● 调料　盐、鸡粉各 1 克

- ● 做法
  1. 莴笋切滚刀块;筒骨余约 2 分钟至去除腥味和脏污,捞出待用。
  2. 砂锅注水烧热,放入筒骨、麦冬、黄芪、姜片,搅匀。
  3. 盖上盖,用大火煮开后转小火续煮 2 小时至汤水入味。
  4. 倒入莴笋,盖上盖,续煮 20 分钟至莴笋熟软,放入洗净的枸杞。
  5. 将食材搅匀,稍煮片刻,加入盐、鸡粉,搅匀调味。
  6. 稍煮片刻至枸杞味道析出,关火后盛出莴笋筒骨汤,装碗即可。

扫一扫,看视频

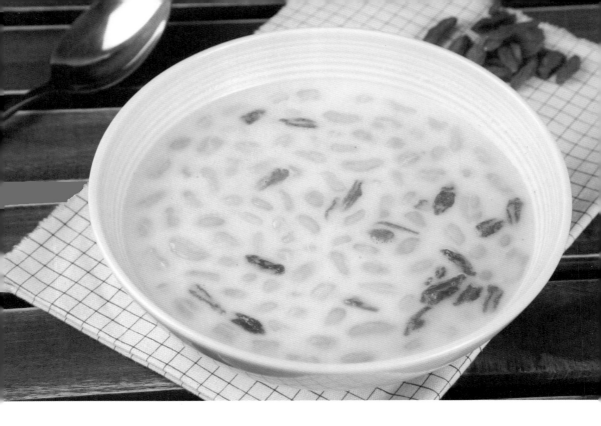

花生汤

- ● 原料　牛奶 218 毫升，枸杞 7 克，水发花生米 186 克
- ● 调料　冰糖 46 克

- ● 做法
  1. 热锅注水煮沸，放入花生米，搅拌一会儿。
  2. 盖上锅盖，转小火焖 30 分钟。
  3. 待花生米焖干水分，倒入牛奶、冰糖，搅拌均匀。
  4. 加入枸杞煮沸。
  5. 烹制好后，关火，将菜肴盛出。
  6. 放入备好的碗中即可。

扫一扫，看视频

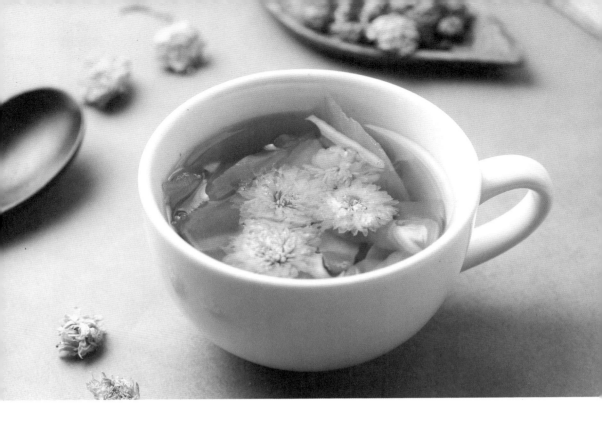

苦瓜菊花汤

- 原料　苦瓜 500 克，菊花 2 克

- 做法　1. 洗净的苦瓜对半切开刮去瓤，斜刀切块。
  2. 砂锅中注入适量的清水大火烧开。
  3. 倒入苦瓜，搅拌片刻，倒入菊花。
  4. 搅拌片刻，煮开后略煮一会儿至食材熟透。
  5. 关火，将煮好的汤盛出装入碗中即可。

扫一扫，看视频

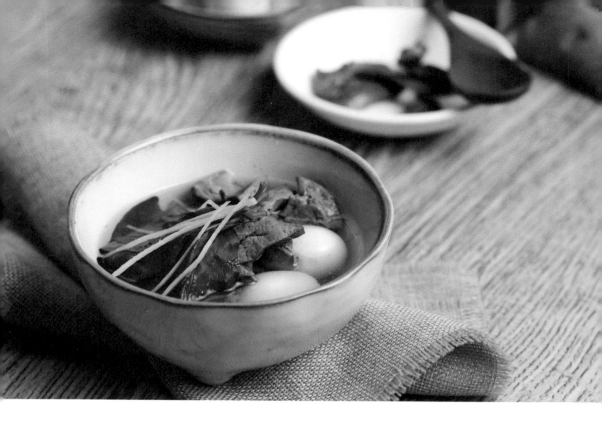

鹌鹑蛋鸡肝汤

- 原料　鸡肝 120 克，姜丝少许，熟鹌鹑蛋 100 克，枸杞叶 30 克
- 调料　盐、鸡粉各 2 克

- 做法
  1. 洗好的鸡肝切片，洗净的枸杞叶取嫩叶，待用。
  2. 锅中注水烧开，倒入鸡肝，拌匀，氽去血水，捞出鸡肝，沥干水分，待用。
  3. 锅中注水烧开，放入姜丝、鹌鹑蛋、鸡肝、枸杞叶，拌匀，用中火煮约 3 分钟至熟。
  4. 加入盐、鸡粉，拌匀，至食材入味，关火后盛出煮好的汤料即可。

扫一扫，看视频

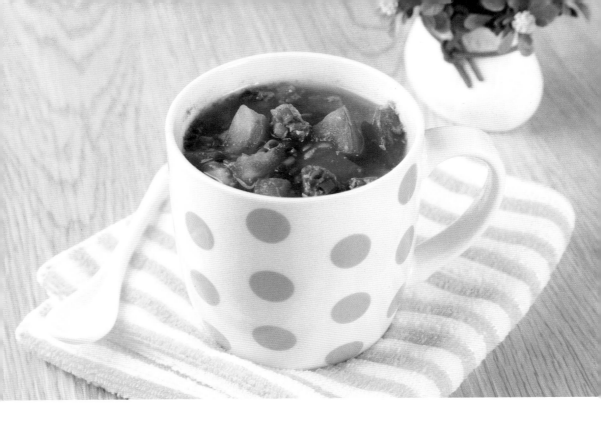

牛肉西红柿汤

- **原料** 牛肉 200 克，西红柿 120 克，葱花 2 克，姜片 3 克
- **调料** 料酒 4 毫升，盐、鸡粉各 2 克，白胡椒粉适量

- **做法**
  1. 牛肉切成丁，西红柿去蒂，切小块。
  2. 牛肉装入碗中，放入姜片、料酒、盐、鸡粉、白胡椒粉，拌匀。
  3. 取备好的杯子，放入牛肉、西红柿，倒入适量清水，搅拌片刻，再盖上保鲜膜，待用。
  4. 食材放入电蒸锅蒸 20 分钟。
  5. 揭开保鲜膜，撒上葱花即可。

扫一扫，看视频

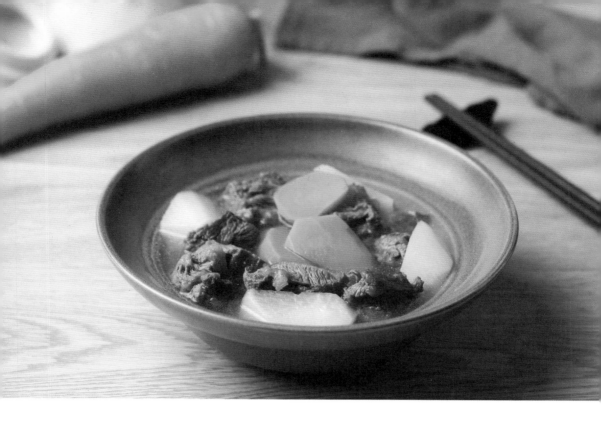

清炖牛腩汤

- ● 原料　牛腩块 270 克，胡萝卜 120 克，白萝卜 160 克，葱条、姜片、八角各少许
- ● 调料　料酒 8 毫升

- ● 做法
  1. 将去皮胡萝卜、白萝卜都切滚刀块。
  2. 锅中注水烧开，倒入洗好的牛腩块，淋入 4 毫升料酒，拌匀，大火煮 2 分钟，撇去浮沫，捞出备用。
  3. 砂锅中注水烧开，放入葱条、姜片、八角、牛腩块，淋入 4 毫升料酒。
  4. 盖上盖，烧开后小火煲约 2 小时，至牛腩变软。
  5. 揭开盖，倒入胡萝卜、白萝卜。
  6. 盖上盖，用小火续煮约 30 分钟，至食材熟透。
  7. 揭开盖，搅拌几下，再拣出八角、葱条和姜片，盛出汤品即可。

扫一扫，看视频

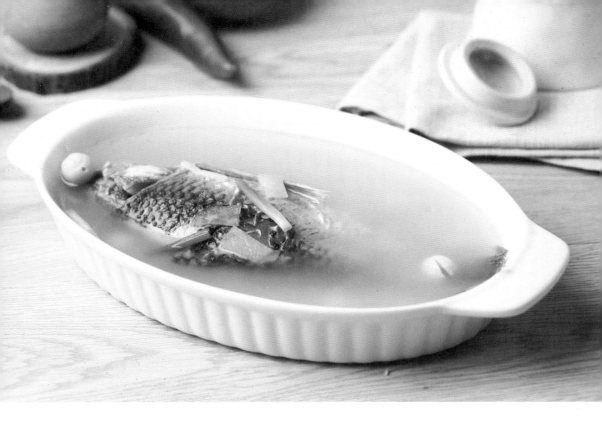

莲子鲫鱼汤

- 原料 鲫鱼 1 条，水发莲子 30 克，姜 3 片，葱白 3 克
- 调料 黄酒 5 毫升，盐 3 克，食用油 15 毫升

- 做法
  1. 用油起锅，放入鲫鱼，轻轻晃动煎锅，使鱼头、鱼尾都沾上油，煎至鱼双面金黄。
  2. 倒入热水，没过鱼身，加入葱白、姜片、料酒，盖上盖，大火煮沸。
  3. 揭开盖，倒入泡好的莲子，拌匀。
  4. 盖上盖，小火煮 30 分钟至莲子有效成分析出。
  5. 揭开盖，倒入盐，拌匀调味。
  6. 关火将煮好的汤料盛入碗中即可。

扫一扫，看视频

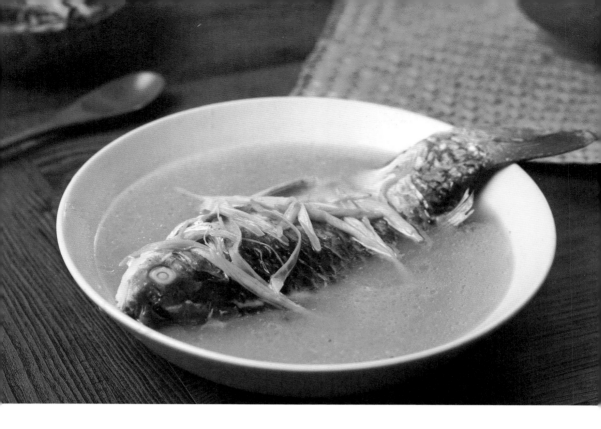

黄花菜鲫鱼汤

- **原料**　鲫鱼 350 克，水发黄花菜 170 克，姜片、葱花各少许
- **调料**　盐 3 克，鸡粉 2 克，料酒 10 毫升，胡椒粉少许，食用油适量

- **做法**
  1. 锅中注入适量食用油烧热，加入姜片，爆香。
  2. 放入处理干净的鲫鱼，煎出焦香味，把煎好的鲫鱼盛出，待用。
  3. 锅中倒入适量开水，放入煎好的鲫鱼，淋入料酒，加入盐、鸡粉、胡椒粉。
  4. 倒入洗好的黄花菜，搅拌匀，用中火煮 3 分钟。
  5. 把煮好的鱼汤盛出，装入汤碗中，撒上葱花即可。

扫一扫，看视频

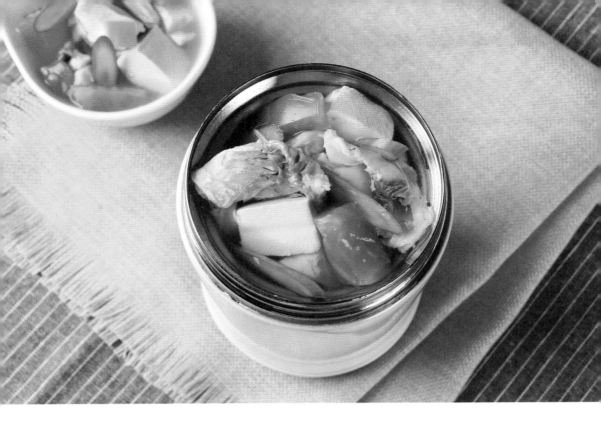

西红柿鱼片汤

- 原料　西红柿、豆腐各 50 克，草鱼肉 100 克，芥蓝梗 30 克，昆布高汤 800 毫升，姜丝适量
- 调料　盐、料酒各适量
- 做法
  1. 草鱼横刀切片，豆腐切块，西红柿切片，芥菜梗切片，待用。
  2. 把昆布高汤倒入汤锅中大火煮开，转小火蓄热。
  3. 焖烧罐中倒入草鱼肉、豆腐块，注开水至八分满；盖上盖，摇晃片刻，预热 30 秒。
  4. 揭开盖，沥去水，放入西红柿，加入芥蓝梗、姜丝，淋入料酒。
  5. 注入煮沸的昆布高汤至八分满，盖上盖摇晃片刻，焖 2 小时至熟。
  6. 揭开盖，放入盐，搅拌匀，盛出即可。

扫一扫，看视频

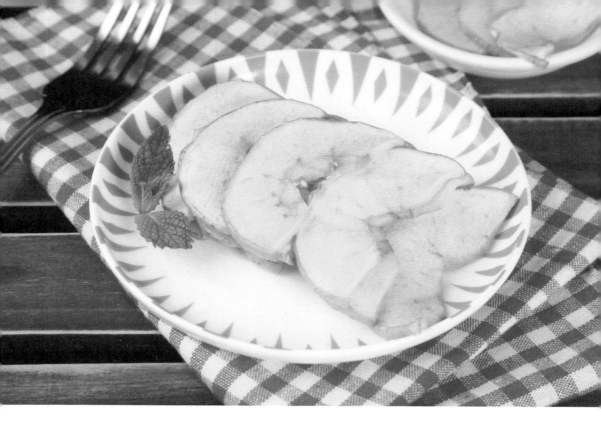

灯影苹果脆

● 原料　苹果 250 克，柠檬汁 20 毫升

● 做法
1. 苹果对半切开，去核，切成薄片。
2. 将柠檬汁倒入盛有凉开水的碗中，搅拌均匀，放入苹果片，浸泡 15 分钟。
3. 将浸泡好的苹果片放在备好的烤盘上。
4. 将烤盘放入烤箱，温度设置为 120℃，调上下火加热，烤 2 小时。
5. 打开烤箱，将烤盘取出，将苹果肉放入备好的盘中即可。

扫一扫，看视频

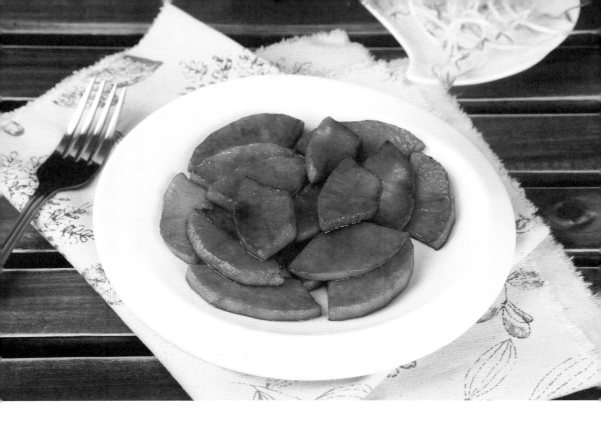

红糖焦苹果

- ● 原料　苹果 80 克
- ● 调料　红糖 20 克

- ● 做法
  1. 洗净的苹果削皮切片，待用。
  2. 热锅中放入切好的苹果，开小火，煎至两面微焦。
  3. 注入适量清水，放入红糖，继续煎至苹果两面焦软。
  4. 关火后将苹果盛入盘中即可。

扫一扫，看视频

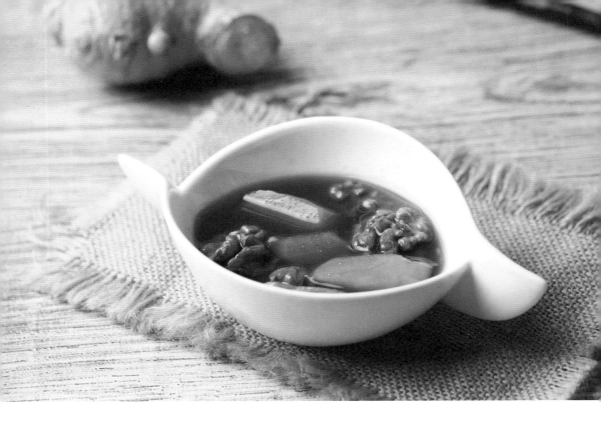

核桃姜醋

- 原料　嫩姜 65 克，核桃仁 12 克
- 调料　红米醋 450 毫升

- 做法
  1. 将洗净的嫩姜用斜刀切厚片，备用。
  2. 砂锅置旺火上，倒入备好的红米醋。
  3. 放入姜片，倒入洗净的核桃仁，搅拌匀。
  4. 盖上盖，烧开后用小火煮约 20 分钟，至食材熟透。
  5. 揭开盖，搅拌几下，至汤汁混合均匀。
  6. 关火后盛出煮好的汤，装入碗中即可。

扫一扫，看视频

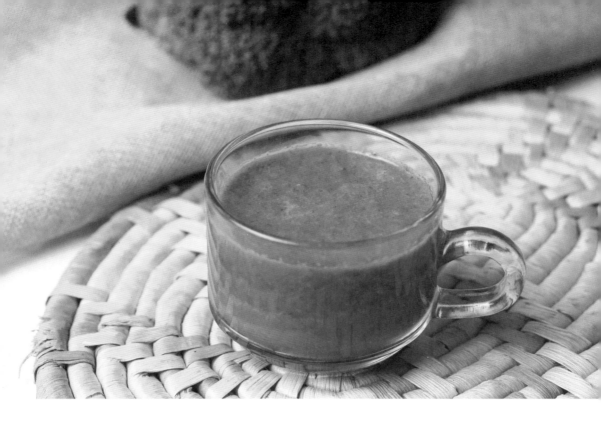

菠菜西蓝花汁

- 原料　菠菜 200 克，西蓝花 180 克
- 调料　白糖 10 克

- 做法
  1. 西蓝花切成小块，菠菜切段。
  2. 锅中注水烧开，倒入西蓝花，煮至沸腾，再倒入菠菜，搅匀，煮片刻，捞出，沥干。
  3. 将西蓝花、菠菜倒入榨汁机中，加纯净水，盖上盖，榨取蔬菜汁。
  4. 揭开盖，倒入白糖，盖上盖，再启动榨汁机，搅拌片刻，使蔬菜汁混合均匀。
  5. 揭开盖，将榨好的蔬菜汁倒入杯中即可。

扫一扫，看视频

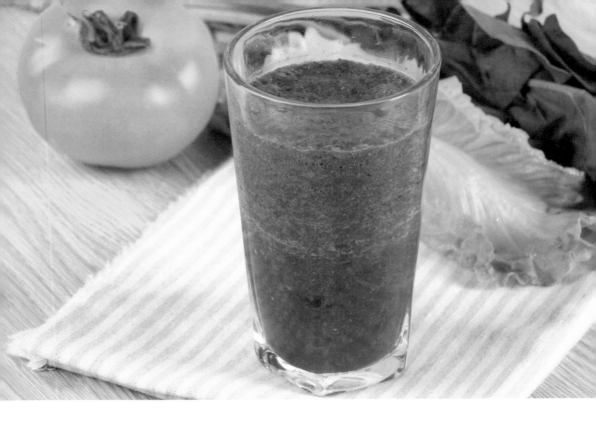

菠菜生菜西红柿汁

● 原料　生菜、菠菜各 50 克，西红柿 80 克

● 做法
1. 洗净的菠菜切去根部，拦腰切成两半，改切成段；洗净的生菜切段。
2. 洗净的西红柿对半切开，去蒂，切成小瓣，待用。
3. 往榨汁杯中倒入菠菜、生菜、西红柿，注入适量的清水。
4. 盖上盖，将榨汁杯安装在榨汁机底座上，榨约 1 分钟成蔬菜汁。
5. 揭开盖，将榨好的蔬菜汁倒入杯中即可。

扫一扫，看视频

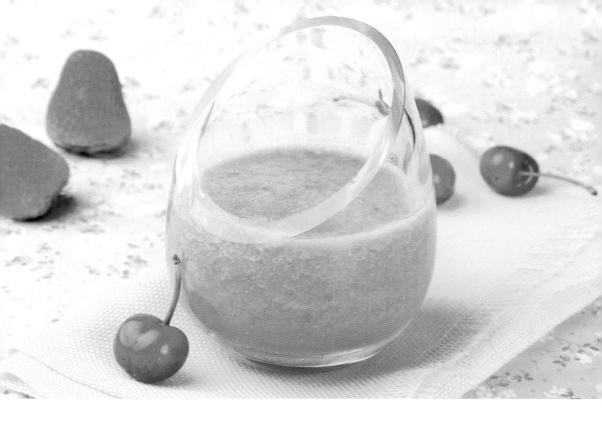

樱桃草莓汁

- **原料**　草莓 95 克，樱桃 100 克
- **调料**　蜂蜜 30 毫升

- **做法**
  1. 洗净的草莓对半切开，切成小瓣。
  2. 洗净的樱桃对半切开，剔去核，待用。
  3. 备好榨汁机，倒入草莓、樱桃，倒入适量的凉开水。
  4. 盖上盖，调整旋钮开始榨汁。
  5. 待果汁榨好，倒入杯中。
  6. 淋上备好的蜂蜜，即可饮用。

扫一扫，看视频

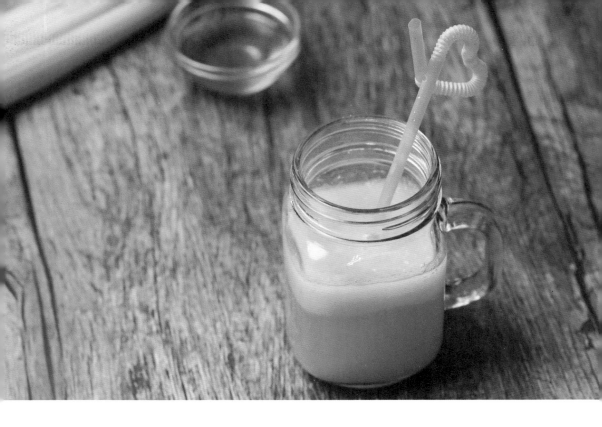

西芹蜂蜜汁

- ● 原料　西芹 50 克
- ● 调料　蜂蜜 30 毫升

- ● 做法
  1. 洗净的西芹切小段。
  2. 取备好的榨汁机，倒入切好的西芹。
  3. 放入蜂蜜，注入适量纯净水，盖好盖，选择"榨汁"功能，榨取蔬菜汁。
  4. 断电后倒出蔬菜汁，装入杯中即成。

扫一扫，看视频

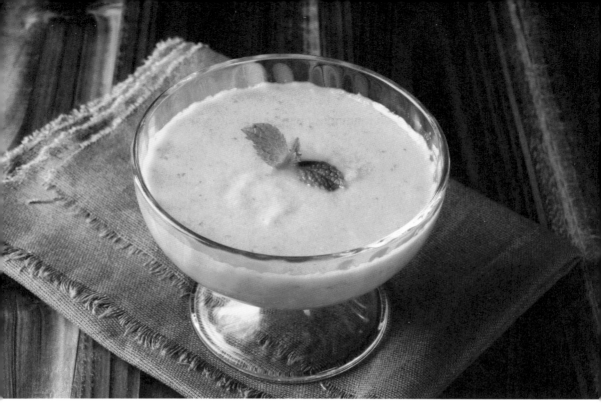

苹果西芹果汁

- ● 原料　苹果 200 克，西芹 10 克，柠檬汁 10 毫升，炼奶 100 毫升
- ● 调料　蜂蜜 8 毫升，椰子油 5 毫升

- ● 做法
  1. 洗净的苹果切成瓣，去核，切成块。
  2. 择洗好的西芹切成小段，待用。
  3. 往榨汁杯中倒入苹果、西芹、炼奶。
  4. 加入柠檬汁、椰子油、蜂蜜，注入清水。
  5. 盖上盖，榨取蔬果汁。
  6. 将榨好的蔬果汁倒入杯中即可。

扫一扫，看视频

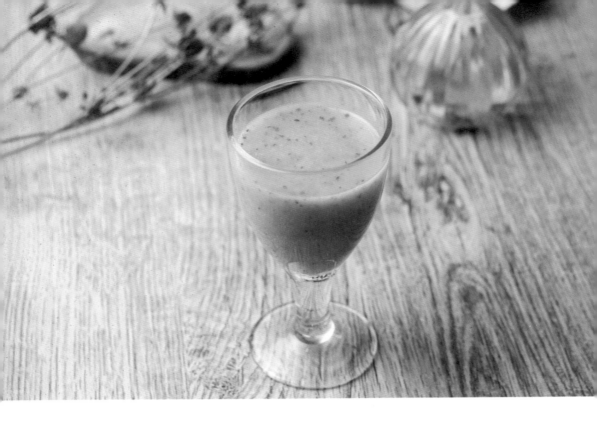

香蕉葡萄汁

- 原料 　香蕉 150 克，葡萄 120 克

- 做法

1. 香蕉去皮，果肉切成小块，备用。
2. 取榨汁机，将洗好的葡萄倒入搅拌杯中。
3. 再加入切好的香蕉，倒入适量纯净水。
4. 盖上盖，选择"榨汁"功能，榨取果汁。
5. 揭开盖，将果汁倒入杯中即可。

扫一扫，看视频

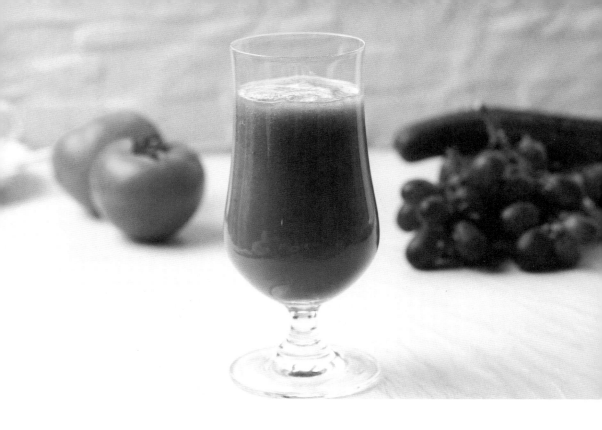

葡萄青瓜西红柿汁

- **原料**　葡萄、黄瓜各 100 克，西红柿 90 克

- **做法**
  1. 洗好的西红柿切开，再切成条，改切成小块。
  2. 洗净的黄瓜切开，再切成条，改切成小块，备用。
  3. 取榨汁机，放入洗净的葡萄。
  4. 加入切好的黄瓜、西红柿，倒入适量纯净水。
  5. 盖上盖，选择"榨汁"功能，榨取蔬果汁。
  6. 揭开盖，将蔬果汁倒入杯中即可。

扫一扫，看视频

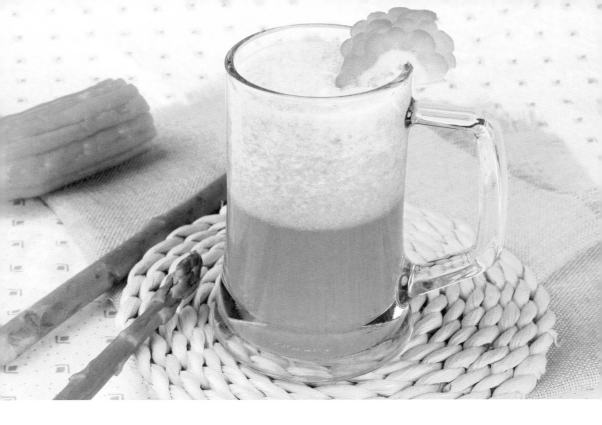

苦瓜芦笋汁

- 原料　苦瓜 90 克，去皮芦笋 50 克
- 调料　蜂蜜 20 毫升

- 做法
  1. 洗净的苦瓜去瓤，切小块；洗净去皮的芦笋切小段，待用。
  2. 榨汁机中倒入苦瓜块，放入芦笋段。
  3. 注入 80 毫升凉开水。
  4. 盖上盖，榨约 20 秒成蔬菜汁。
  5. 揭开盖，将榨好的蔬菜汁倒入杯中。
  6. 淋上蜂蜜即可。

扫一扫，看视频

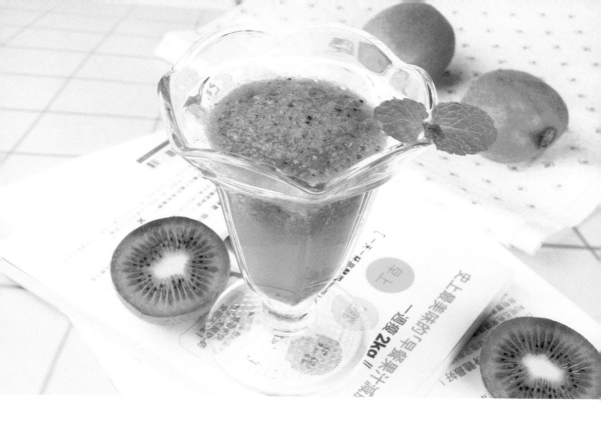

上海青猕猴桃葡萄柚汁

- 原料　上海青、葡萄柚各 50 克，去皮猕猴桃 80 克

- 做法
  1. 洗净去皮的猕猴桃切块，洗净的上海青切块。
  2. 葡萄柚去皮取果肉，切块，待用。
  3. 将葡萄柚和上海青倒入榨汁机中，放入猕猴桃。
  4. 注入 100 毫升凉开水。
  5. 盖上盖，启动榨汁机，榨约 30 秒成蔬果汁。
  6. 断电后揭开盖，将蔬果汁倒入杯中即可。

扫一扫，看视频

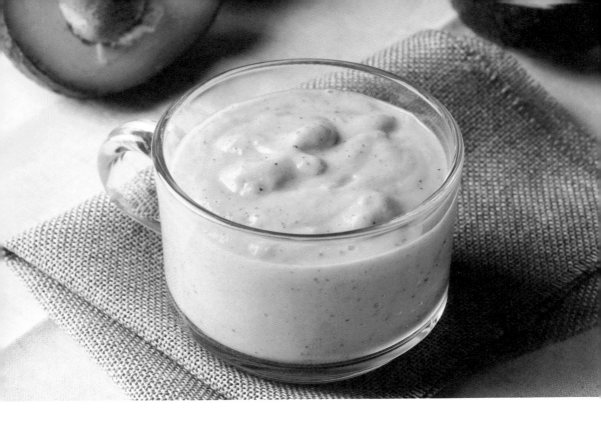

牛油果猕猴桃汁

- 原料　猕猴桃 100 克，牛油果 150 克，豆浆 100 毫升
- 调料　椰子油 5 毫升，蜂蜜 20 毫升

- 做法
  1. 牛油果去皮，切开，去核，切成长条，改切成小块。
  2. 猕猴桃切去头尾，去皮，对半切开，切成瓣，改切成小块。
  3. 取备好的榨汁杯，倒入猕猴桃、牛油果、豆浆、蜂蜜、椰子油，拌匀。
  4. 盖上盖，将榨汁杯安装在机座上，榨 1 分钟。
  5. 将榨好的果汁倒入杯中即可。

扫一扫，看视频

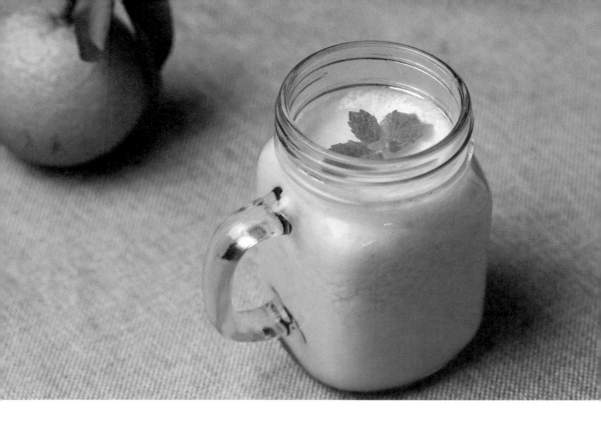

果汁牛奶

- ● 原料 　橙子肉 200 克，纯牛奶 100 毫升
- ● 调料 　蜂蜜少许

- ● 做法
  1. 橙子肉切小块。
  2. 取备好的榨汁机，倒入适量的橙子肉块，选择第一挡，榨出果汁。
  3. 断电后放入余下的橙子肉块，榨取橙汁，将榨好的橙汁倒入杯中。
  4. 加入纯牛奶、蜂蜜，搅拌匀，即可饮用。

扫一扫，看视频

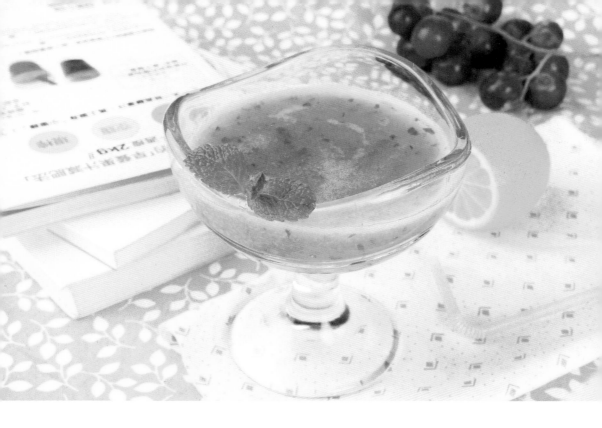

葡萄菠萝柠檬汁

- 原料　葡萄 80 克，去皮菠萝 90 克，柠檬片 30 克
- 调料　蜂蜜 20 毫升

- 做法
  1. 洗净去皮的菠萝去心，切块；洗净的葡萄对半切开；柠檬片去皮，去核，待用。
  2. 榨汁机中倒入菠萝和葡萄、柠檬。
  3. 注入 70 毫升凉开水。
  4. 盖上盖，榨约 25 秒成果汁。
  5. 揭开盖，将果汁倒入杯中。
  6. 淋入蜂蜜即可。

扫一扫，看视频

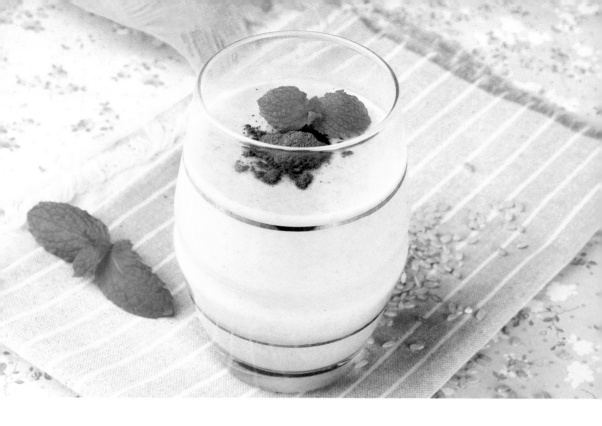

糙米牛奶

- 原料　牛奶 60 毫升，水发糙米 170 克，香草粉、抹茶粉、肉桂粉各 15 克
- 调料　盐、白糖各 2 克，食用油少许

- 做法
  1. 榨汁杯中放泡好的糙米、约 150 毫升凉开水、盐、白糖、少许食用油，榨约 30 秒成糙米汁。
  2. 锅置火上，倒入糙米汁，中小火煮至微开，倒入肉桂粉，搅匀。
  3. 注入约 500 毫升清水，煮 2 分钟，边煮边搅拌，倒入牛奶，搅匀。
  4. 放入香草粉，搅匀，续煮 1 分钟。
  5. 盛出装杯，放上抹茶粉即可。

扫一扫，看视频

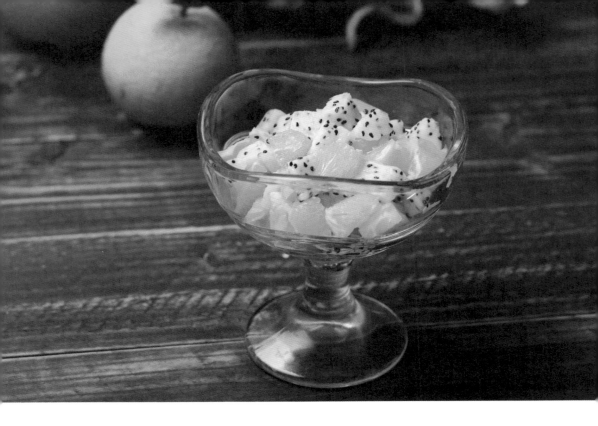

酸奶水果杯

● 原料　火龙果 130 克，橙子 70 克，苹果 80 克，酸奶 75 克

● 做法　1. 火龙果取果肉，切小块；橙子取果肉，切小块；洗净的苹果
　　　　　　取果肉，切小块。
　　　　2. 取一个干净的玻璃杯。
　　　　3. 放入切好的火龙果、橙子和苹果。
　　　　4. 均匀地淋上酸奶即可。

扫一扫，看视频

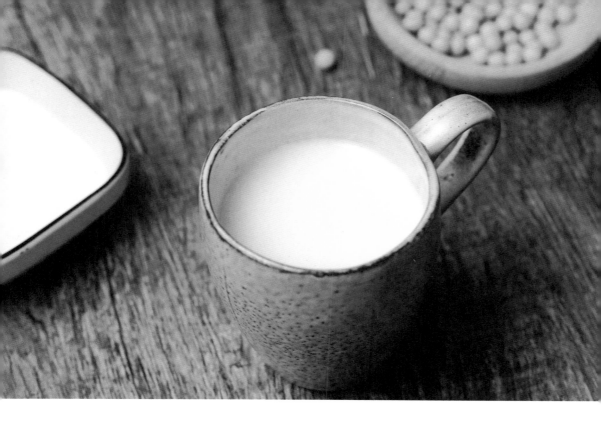

牛奶豆浆

- 原料　水发黄豆 50 克，牛奶 20 毫升

- 做法
  1. 将已浸泡 8 小时的黄豆倒入碗中，注入适量清水，搓洗干净，把洗好的黄豆倒入滤网，沥干水分。
  2. 将黄豆、牛奶倒入豆浆机中，注入适量清水，至水位线即可。
  3. 盖上豆浆机机头，选择"五谷"程序，再选择"开始"键，待豆浆机运转约 15 分钟，即成豆浆。
  4. 将豆浆机断电，取下机头，把煮好的豆浆倒入滤网，滤入碗中即可。

扫一扫，看视频

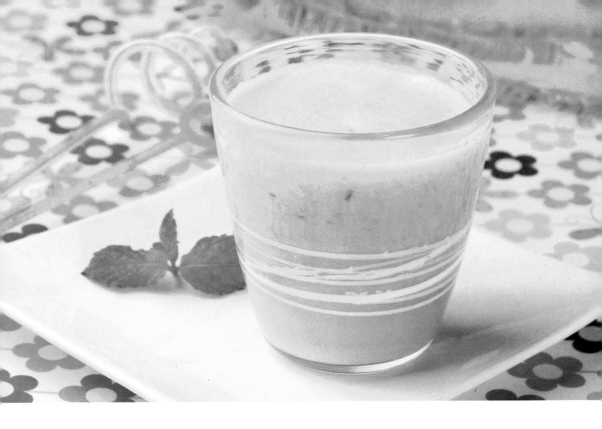

莴笋苹果豆奶

- 原料　莴笋 60 克，苹果 80 克，豆浆 60 毫升

- 做法
  1. 处理好的莴笋切成块。
  2. 洗净的苹果去皮去核，切成小块，待用。
  3. 备好榨汁机，倒入莴笋块、苹果块。
  4. 倒入豆浆。
  5. 盖上盖，调转旋钮至 1 挡，榨取果蔬豆奶。
  6. 将榨好的果蔬豆奶倒入杯中即可。

扫一扫，看视频

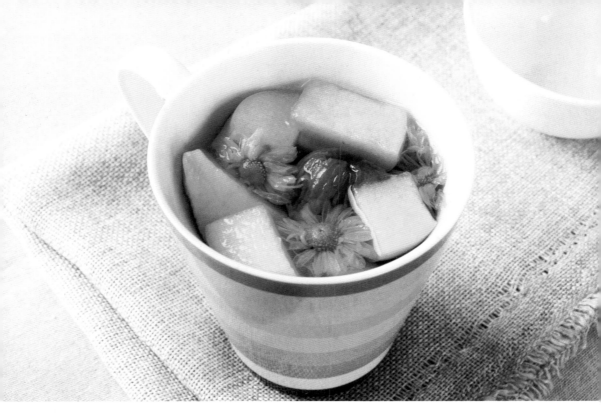

菊花苹果饮

- ● 原料　苹果 100 克，干菊花 2 克，蜜枣 35 克
- ● 调料　冰糖 20 克

- ● 做法
  1. 洗净的苹果切三瓣，再切成小块。
  2. 往备好的杯中放入苹果、菊花、蜜枣、冰糖。
  3. 注入 100 毫升清水。
  4. 盖上保鲜膜。
  5. 电蒸锅注水烧开，将杯子放入其中。
  6. 盖上盖，蒸 20 分钟。
  7. 揭开盖，将杯子拿出，揭开保鲜膜即可。

扫一扫，看视频

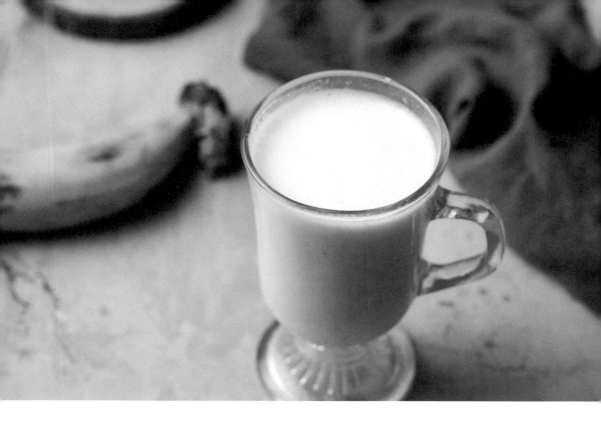

香蕉牛奶饮

- ● 原料 香蕉 100 克，牛奶 100 毫升
- ● 调料 蜂蜜 25 毫升，白糖少许

- ● 做法 | 1. 香蕉取果肉切小块。
  2. 取榨汁机，倒入切好的香蕉，注入牛奶。
  3. 倒入适量纯净水，加入少许白糖，盖好盖子。
  4. 选择"榨汁"功能，榨出香蕉汁。
  5. 断电后倒出果汁，装入杯中，加入蜂蜜调匀即可。

扫一扫，看视频

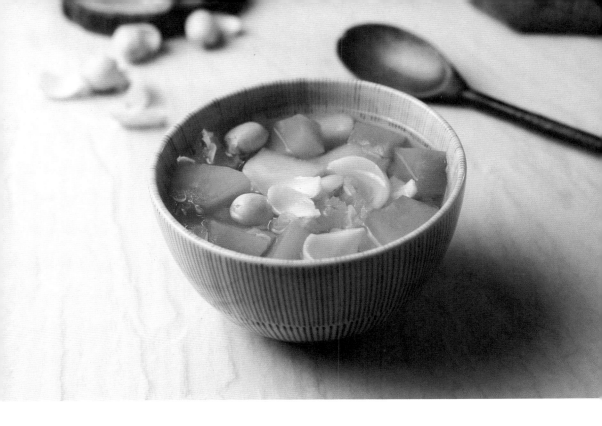

百合木瓜汤

- **原料** 百合、水发银耳各 20 克，木瓜 40 克，梨半个，莲子适量
- **调料** 白糖 20 克

- **做法**
  1. 梨去核，切小块；木瓜切小块；泡好的银耳去根部，切小块。
  2. 电饭锅中倒入泡好的百合和银耳，放入木瓜、梨、莲子、白糖。
  3. 加入适量清水至没过食材，搅拌均匀。
  4. 盖上盖，煮 2 小时至汤品入味。
  5. 打开盖，搅拌一下。
  6. 断电后将煮好的汤装碗即可。

扫一扫，看视频

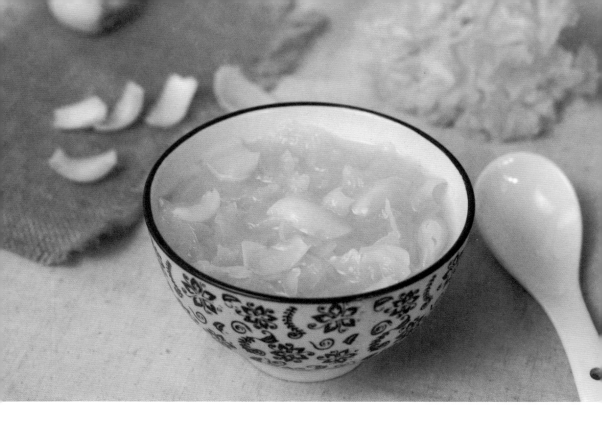

珍珠百合银耳汤

- ● 原料　水发银耳 180 克，鲜百合 50 克，珍珠粉 10 克
- ● 调料　冰糖 25 克

- ● 做法
  1. 泡发洗好的银耳切成小块，备用。
  2. 砂锅中注入适量清水烧开，倒入切好的银耳、洗净的百合，用小火煮 20 分钟，至食材熟透。
  3. 放入珍珠粉，拌匀，煮至沸腾。
  4. 倒入冰糖，煮至其完全溶化，持续搅拌一会儿，使甜汤味道均匀。
  5. 关火后将煮好的甜汤盛出，装入碗中，即可食用。

扫一扫，看视频

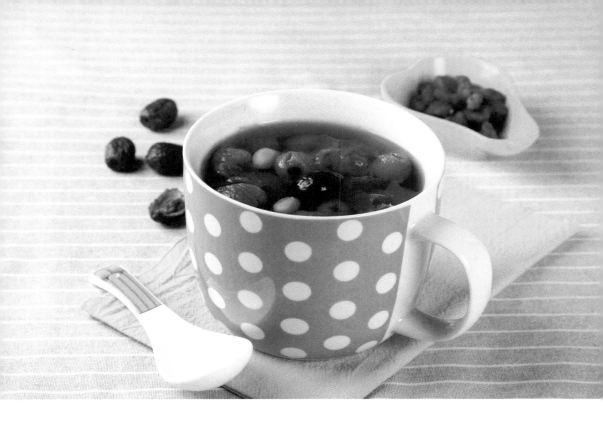

桂圆白果糖水

- 原料　银耳、红枣各 50 克，桂圆 100 克，白果 60 克
- 调料　白糖适量

- 做法
  1. 泡发好的银耳切去根部，用手掰成小朵。
  2. 取一个杯子，放入桂圆、红枣、白果、银耳。
  3. 注入适量的清水，盖上保鲜膜。
  4. 电蒸锅注水烧开，放入杯子。
  5. 盖上盖，调转旋钮定时蒸 45 分钟。
  6. 待时间到揭开盖，将杯子取出。
  7. 揭开保鲜膜，加入适量白糖，拌匀即可。

扫一扫，看视频

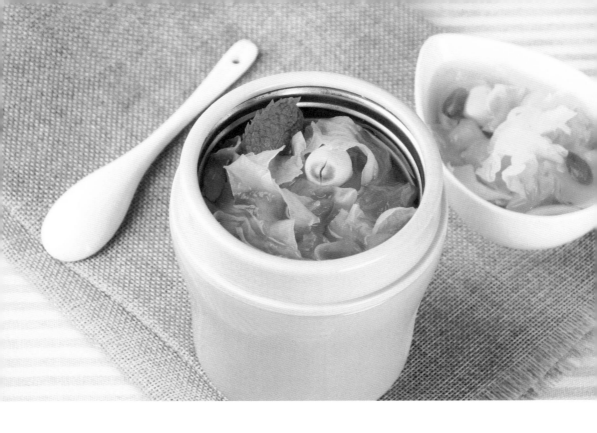

莲子百合甜汤

- 原料 水发银耳 40 克，水发百合 20 克，枸杞 5 克，水发莲子 30 克
- 调料 冰糖 15 克

- 做法
  1. 银耳切去根部，切成碎。
  2. 焖烧罐中倒入银耳、百合、莲子，注入开水至八分满。
  3. 旋紧盖，摇晃片刻，静置 1 分钟，使食材和焖烧罐充分预热。
  4. 将开水倒出，加入枸杞、冰糖，再次注入开水至八分满。
  5. 旋紧盖，摇晃片刻，使食材充分混匀，焖烧 2 小时。
  6. 揭开盖，将甜汤盛入碗中即可。

扫一扫，看视频

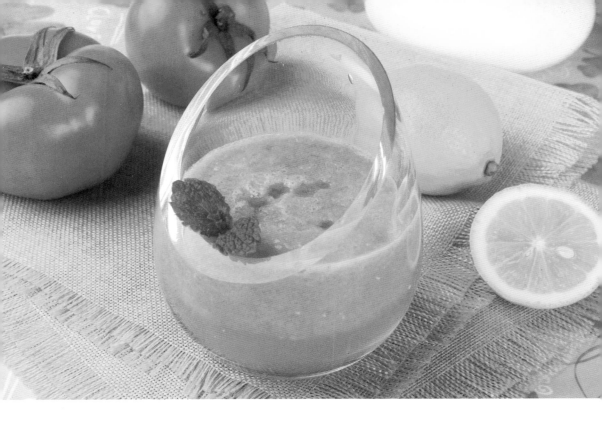

西红柿柠檬蜜茶

- ● 原料　西红柿 150 克，柠檬 20 克，红茶水 100 毫升
- ● 调料　蜂蜜 20 毫升

- ● 做法
  1. 柠檬去皮，去核，切块；西红柿去皮，切瓣，切块。
  2. 红茶过滤出茶水，待用。
  3. 将西红柿块和柠檬块倒入榨汁机中，加入红茶水。
  4. 盖上盖，启动榨汁机，榨约 15 秒成蔬果茶。
  5. 断电后揭开盖，将蔬果茶倒入杯中，淋上蜂蜜即可。

扫一扫，看视频

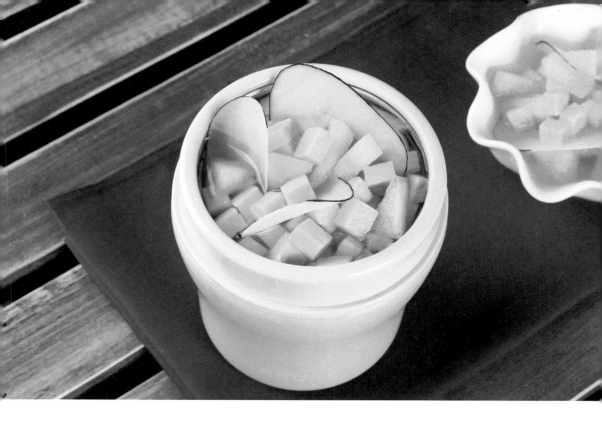

苹果红薯糖水

- 原料　去皮红薯、去皮苹果各 50 克，海底椰 5 克
- 调料　冰糖 20 克

- 做法
  1. 红薯切成丁；苹果切去核，切成丁。
  2. 将红薯丁、苹果丁倒入焖烧罐中，注入开水至八分满。
  3. 旋紧盖，摇晃片刻，静置 1 分钟，使得食材和焖烧罐充分预热，揭开盖，将开水倒出。
  4. 接着往焖烧罐中倒入海底椰、冰糖，注入开水至八分满。
  5. 旋紧盖，焖 2 小时。
  6. 揭开盖，盛出焖好的汤水盛入碗中即可。

扫一扫，看视频

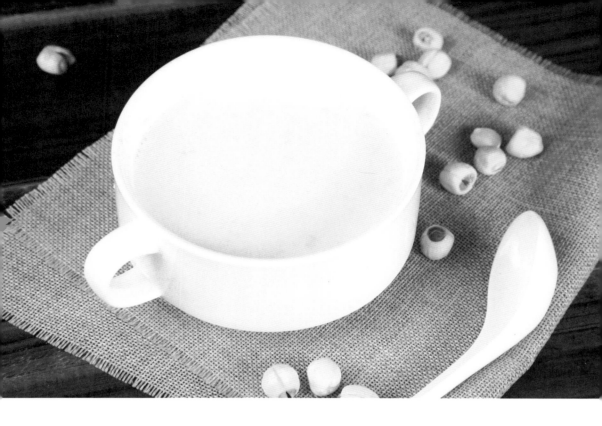

红豆牛奶莲子甜品

- 原料　红豆沙、水发莲子各 30 克，牛奶 250 毫升

- 做法
  1. 热锅注水煮沸，放入莲子，盖上盖，转小火煮 20 分钟。
  2. 待莲子煮熟后，注入牛奶，放入红豆沙，搅拌均匀，煮开。
  3. 关火，将煮好的甜品盛入备好的杯中即可。

扫一扫，看视频

2. 合理安排三餐，睡眠好

常言道，"胃不和则卧不安"。可见肠胃的健康状况直接影响睡眠质量。三餐不规律、节食、过饥或过饱等容易引起睡眠障碍。其中，一日三餐是关系每个人健康的基础，如何安排好这三餐对于睡眠有重要影响。

早餐要吃好

营养专家认为，早餐是一天中最重要的一餐。早餐要吃好，是指早餐应吃一些营养价值高、少而精的食物。因为人经过一夜的睡眠，头一天晚上进食的营养已基本耗完，早上只有及时地补充营养，才能满足上午活动的需要。早餐在设计上应选择易消化、吸收，纤维质高的食物，最好能在生食的比例上占最高，如此将成为一天精力的主要来源。

不过，早餐也不宜吃得过饱，以免为消化食物而使血液聚集在肠胃，导致大脑缺氧，人昏昏欲睡。

午餐要吃饱

午餐是一天中最主要的一餐。由于上午体内热能消耗较大，午后还要继续工作和学习，因此，不同年龄、不同体质的人午餐热量应占他们每天所需总热量的40%。虽说中午要吃饱，但不等于要暴食，一般吃到八九分饱就可以了。体力劳动少的人在选择午餐时，可选一些蔬菜、少许白豆腐、部分海产作为午餐的搭配。

晚餐宜早、宜少

晚餐比较接近睡眠时间，且人体活动减少，如果进食太多，反而会影响睡眠质量，且容易导致脂肪堆积。但对于多数家庭来说，晚餐是全家人相聚共享天伦的一餐，这一餐大多都非常丰盛，人也往往会在不知不觉中摄入较多的热量，会增加消化系统的负担，影响健康。为健康着想，晚餐的进食量可适量减少，以七分饱为宜，食物也最好以素食为主，多吃些蔬菜水果，适当喝些粥或清淡的汤，少吃荤腥、油腻的食物，尤其要忌食煎烤的肥腻食物。同时，晚餐尽量在晚上8点之前完成。

不过，对于一些上班族来说，偶尔会出现加班、应酬等情况。在这种情况下，不妨多关注食物的种类，尽量多吃清淡易消化的食物，如果进餐时间安排在晚上8点之后，可以在正常的进餐时间吃一点燕麦片、水果、坚果等食物，以避免就餐时进食过多而影响夜间睡眠。

3. 细嚼慢咽更助眠

细嚼慢咽是老祖宗传下来的养生训诫，对身体有诸多的好处。例如，细嚼30秒能使致癌物质的毒性降低；咀嚼能使食物与唾液充分结合，唾液有帮助和促进食物消化的功能；细嚼促进了面部的肌肉活动，减少皱纹；咀嚼次数越多，对脑的刺激越大，头脑就变得越聪明。

对于人体来说，摄取营养，即进食，和睡眠是两个非常关键的过程。进食为我们提供能量，睡眠则给机体以休息、恢复的时间。这两个过程之间又是相互影响、相互制约的。比如，吃得太多可能会影响睡眠，因为胃部食物囤积太多、蠕动缓慢。人在胃里面尚有饱胀感的时候是很难入睡的。而睡眠不足也会反过来影响人的食欲，导致吃不进饭等，如此形成恶性循环，对人体健康极为不利。

另一方面，睡得太多或者太少，也容易影响食欲。熬夜之后的清晨就可能有食欲不振的状况。

因此，为了有一个好睡眠，应该养成吃饭时细嚼慢咽的习惯。减轻胃肠道的消化负担，让肠胃在一个轻松的环境中发挥自己的功能，从而消除饱胀感，更易入睡。

我们可能不知道，唾液对于人体的影响也是至关重要的，被誉为身体的"健康巡逻队"。

咀嚼并不仅仅是为了咽下坚硬的食物，关键是能产生大量的唾液。充分咀嚼的人，一天分泌1.1～1.5升的唾液。此外，唾液还是设在我们体内的"健康巡逻队"。进食时不咀嚼，会减少唾液分泌。用餐时狼吞虎咽，等于置身于这个"巡逻队"的防守范围之外，在睡眠过程中人体更加得不到保护，这也是一种有害的睡眠方式。

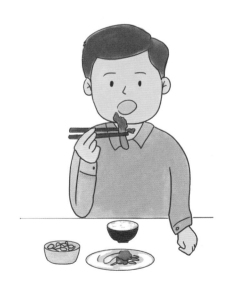

4. 睡前喝牛奶助眠有讲究

睡前喝一杯温牛奶可以帮助快速入眠，不过喝牛奶也有一些讲究，例如不宜空腹喝牛奶；牛奶最好在睡前半小时左右饮用；牛奶加蜂蜜，助眠效果更好……

不宜空腹喝牛奶

空腹喝牛奶不易消化和吸收，这是因为，牛奶中的蛋白质要经过胃肠的分解形成氨基酸后才可以被人体吸收，而在空腹状态下，胃肠道的排空速度很快，喝进去的牛奶还没有来得及消化就进入了大肠。因此，想要发挥牛奶的助眠功效，喝牛奶时最好搭配适量淀粉类食物，如馒头、面包、米粥等同食，有利于消化吸收。

牛奶加蜂蜜

牛奶和蜂蜜都是助眠的良好食物，如果能将此二者搭配食用，助眠效果就更好了。

有外国学者研究发现，睡眠不好的人晚上喝适量的牛奶加蜂蜜，助眠效果甚至比一些催眠药更好。睡眠不佳的朋友不妨试试。

睡前半小时喝牛奶

睡前半小时喝牛奶，可以和晚餐消化时间错开，半小时后困意来临，此时更易入眠。如果喝完牛奶就睡，会增加半夜起床去厕所的次数，反而会影响睡眠质量。

5. 要想睡得安，睡前需忌口

睡前的饮食会直接影响到睡眠质量，因此不得不重视。特别是一些特定食物中含有的微量元素能很大程度上破坏我们的睡眠，不得不引起注意。

含咖啡因的食物

咖啡中含有咖啡因，这是一种中枢神经兴奋剂，能够暂时驱走人的睡意并恢复精力。毫无疑问，夜间一杯咖啡必将打乱你的睡眠规律，即使是淡咖啡也一样能起到兴奋神经让人失眠的作用。但是不要忘了除此之外还有那些常常被忽视的含有咖啡因的食物，如巧克力、可乐、茶等。为了拥有香甜的睡眠，应该在每日午后切断所有咖啡因的来源。

一些非处方药和处方药中也含有咖啡因，例如镇痛药、减肥药、感冒药和利尿药等，这些药物中的咖啡因含量可能和一杯咖啡中的一样多。务必检查非处方药和处方药的说明书以确定所服用的药物是否会干扰睡眠。

酒精类饮品

酒精类的东西让人左右为难。它可以帮助人快速入眠，但是又会常常醒来，无法获得舒适的睡眠，出现头疼、夜间盗汗和噩梦。实际上，研究显示，睡前喝酒虽能缩短入睡时间，但使睡眠变浅，浅睡眠时间延长，中途醒转次数也增多，使睡眠变得断断续续。可以看出，酒精的作用是先使人昏沉欲睡，表面上似乎对睡眠有益，事实上却可能是干扰睡眠的因素。

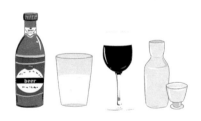

油腻食物

睡前进食过多油腻食物会加重胃肠道、肝、胆和胰脏的负担，刺激神经中枢，让它们一直处于工作状态，最终导致失眠。因此，想要拥有好睡眠，晚餐尽量选择清淡、低脂的食物，同时要避免在睡前进食烧烤等宵夜。

易胀气食物

红薯、玉米、豆类等粗粮在消化的过程中会产生较多的气体，如果睡觉之前没有及时排出就会引起腹部胀气，妨碍正常的睡眠。因此，在晚餐或睡觉前最好不要过多进食容易胀气的豆类、红薯、玉米、白萝卜等食物，最好也不要喝可乐、汽水等碳酸饮料。

烟

对那些烟瘾很大的人来说，烟不离手是常事，特别是"睡前一支烟快活赛神仙"。这样的说法其实是为了追求短时间的舒适而牺牲掉自己的睡眠和长期的健康。香烟中含有的尼古丁和咖啡因也是一种刺激性物质，在睡前或夜半醒来时均不应该抽烟。不用怀疑，吸烟会对人的睡眠质量造成非常大的影响。吸烟的人常常感到烦躁不安，深度睡眠的时间更少。睡眠时，吸烟者比不吸烟者大脑活跃程度要更高，因此吸烟者睡眠不佳，难以熟睡。

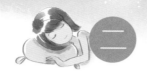

二 利用药膳、药茶改善睡眠

中医认为，"心主血脉、心主神志"。生活中劳心或者用脑过度，都容易造成心阴不足，出现心神不安、失眠、多梦等症状。在中药材大家族中有很多药材都具有养心安神的食疗作用，可有效改善睡眠质量，有利健康长寿。

明星中药材推荐

红枣：红枣含有糖类、蛋白质、维生素C、有机酸、黏液质、钙、磷、铁等，有补脾、安神之效。如果经常失眠，可以尝试每天晚上用红枣加水煮食。

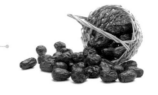

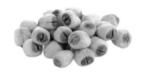

莲子：莲子中含有的莲子碱、芳香苷有镇静作用，可促进胰岛素分泌，增加5-羟色胺供给，使人入睡。失眠的人可以每晚睡前服用糖水煮莲子。

百合：百合入心经，性微寒，能清心除烦，宁心安神。其含有的百合苷有镇静和催眠的作用。每晚睡眠前服用百合汤，可有效改善睡眠。

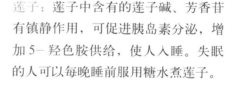

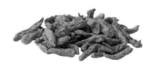

天麻：现代研究发现，天麻具有镇静、抗惊厥、促进睡眠、抗炎、增强免疫功能和延缓衰老等作用。将天麻制成药膳食用，可改善因神经衰弱引起的失眠障碍。

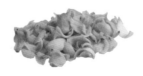

茯苓：茯苓性平，味甘、淡，可渗湿利水、益脾和胃、宁心安神，改善水肿尿少、心神不安、惊悸失眠等症。

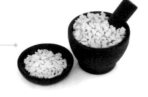

丹参：丹参味苦，微寒，可祛瘀止痛、活血通经、清心除烦，用于胸腹刺痛、心烦不眠等症。将丹参入药膳，可改善因心烦焦虑引起的睡眠障碍。

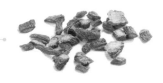

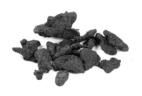

黄精：黄精可补气养阴、补肾益肾，有失眠困扰的人适量服用可激活大脑产生睡眠递质，并可调节生物钟，进而改善睡眠质量。

酸枣仁：酸枣仁可改善脑部血液循环，提高血液含氧量，迅速缓解脑部疲劳，改善大脑兴奋与抑制过程，使神智清晰，精神舒畅。

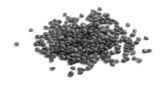

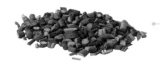

首乌藤：首乌藤味甘，入心、肝二经，能补养阴血、养心安神，适用于阴虚血少之失眠多梦、心神不宁、头目眩晕等症，常与合欢皮、酸枣仁、柏子仁等养心安神药同用。

五味子：五味子性温，味酸、甘，有收敛固涩、补肾宁心等功效，用于久嗽虚喘、自汗、内热消渴、心悸失眠等症，对情绪激动引起的睡眠问题有较好的改善作用。

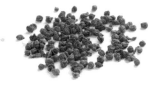

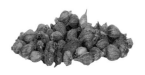

栀子：栀子有凉血安神、静心除烦之作用，对改善心烦不寐、怔忡惊悸、多梦易醒、久卧不眠、神经衰弱等效果显著，可明显改善睡眠障碍。

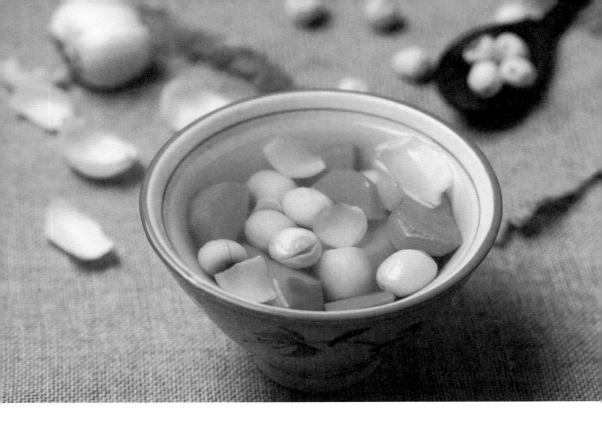

莲子百合胡萝卜汤

- 原料　莲子 50 克，鲜百合 30 克，胡萝卜 70 克
- 调料　冰糖适量

- 做法
  1. 把去皮洗净的胡萝卜切成条，再改切成小块；泡发好的莲子挑去莲心。
  2. 锅中倒入约 600 毫升的清水，大火烧热，倒入准备好的莲子、胡萝卜块。
  3. 盖上锅盖，煮沸后用小火，煮约 15 分钟至食材熟软。
  4. 揭开盖，放入洗好的百合，煮约 1 分钟至百合变软。
  5. 放入冰糖，用中火煮片刻，将煮好的汤料盛入汤碗中即成。

扫一扫，看视频

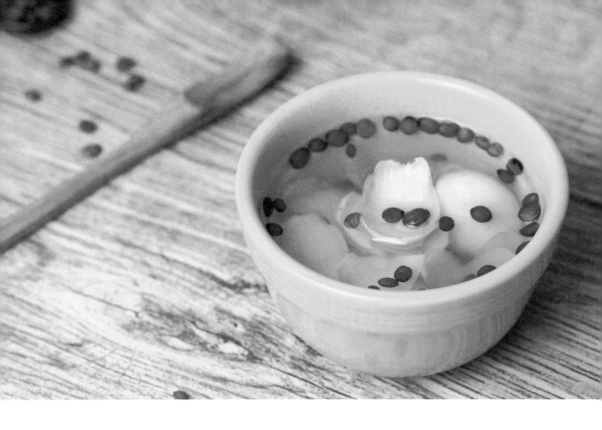

酸枣仁鲜百合汤

- 原料　鲜百合 60 克，酸枣仁 20 克

- 做法
  1. 将洗净的酸枣仁切碎，备用。
  2. 砂锅中注入适量清水烧热，倒入酸枣仁。
  3. 盖上盖，用小火煮约 30 分钟，至其析出有效成分。
  4. 揭开盖，倒入洗净的百合，搅拌匀。
  5. 用中火煮约 4 分钟，至食材熟透。
  6. 关火后盛出煮好的汤料，装入碗中即成。

扫一扫，看视频

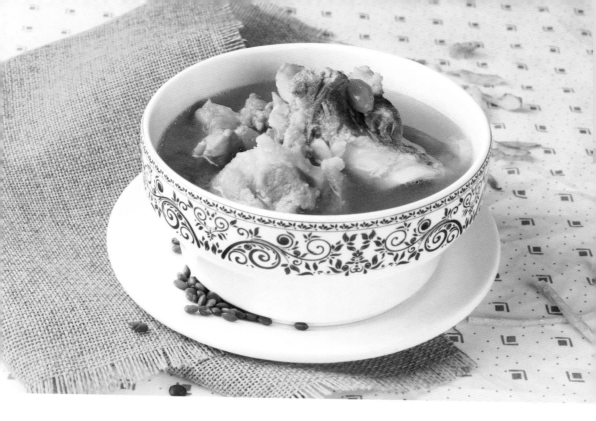

酸枣仁养神筒骨汤

- **原料** 酸枣仁养神筒骨汤汤料 1/2 包（酸枣仁、枸杞、沙参、玉竹、怀山药），筒骨 200 克
- **调料** 盐 2 克
- **做法**
  1. 酸枣仁、沙参、玉竹、怀山药、枸杞清水泡发；分别捞出，沥干，枸杞放入碟中，其余装隔渣袋。
  2. 将筒骨倒入沸水锅中，汆一会儿，装盘待用。
  3. 砂锅注入 1000 毫升清水，放入汆好的筒骨、隔渣袋。
  4. 盖上盖，用大火煮开后转小火续煮 100 分钟至有效成分析出。
  5. 揭开盖，倒入泡好的枸杞，搅匀，盖上盖，煮 20 分钟至枸杞熟软。加入盐，搅匀调味，关火后盛出煮好的汤，装碗即可。

扫一扫，看视频

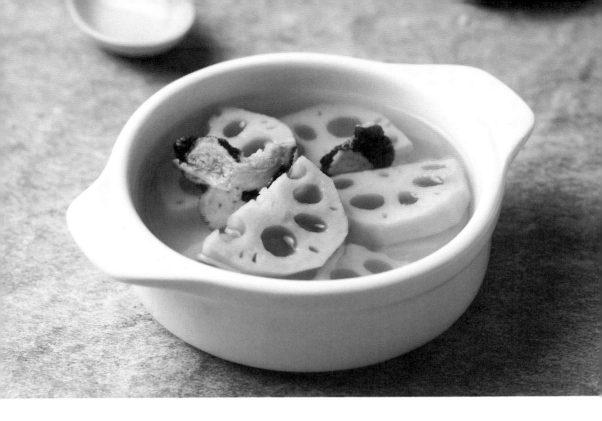

茯苓百合开胃汤

- **原料** 汤料包 1/2 包（茯苓、党参、白术、怀山药、百合、甘草），莲藕 400 克
- **调料** 盐 2 克
- **做法**
  1. 茯苓洗净，装隔渣袋，待用。
  2. 党参、白术、甘草、怀山药、百合洗净，依次装碗浸泡 10 分钟。
  3. 洗净去皮的藕切块，泡水待用。
  4. 砂锅中注入适量的清水，放入泡发滤净的党参、白术、甘草、怀山药、百合、隔渣袋、莲藕。
  5. 盖上锅盖，大火煮开转小火炖 2 小时。
  6. 掀开锅盖，加入盐，搅匀调味。
  7. 将煮好的汤盛出装入碗中即可。

扫一扫，看视频

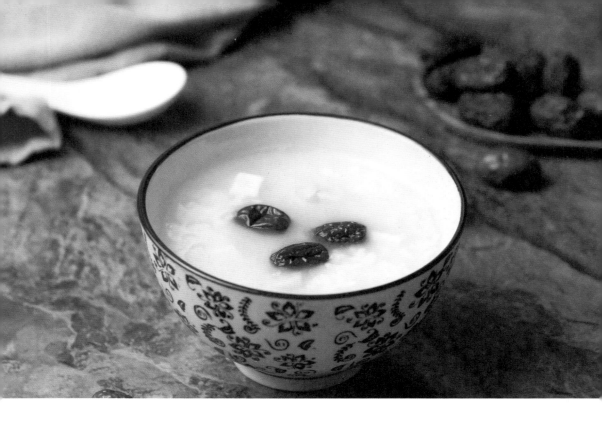

茯苓红枣粥

- ● 原料　水发大米 180 克，红枣 30 克，茯苓 15 克
- ● 调料　白糖 25 克

- ● 做法
  1. 砂锅中注入适量清水烧开，倒入洗净的大米，搅拌匀。
  2. 放入洗好的红枣、茯苓，搅拌匀。
  3. 盖上盖，用小火煮 30 分钟至食材熟透。
  4. 揭开盖，加入白糖。
  5. 搅拌匀，煮白糖至溶化。
  6. 关火后盛出煮好的粥，装入汤碗中即成。

扫一扫，看视频

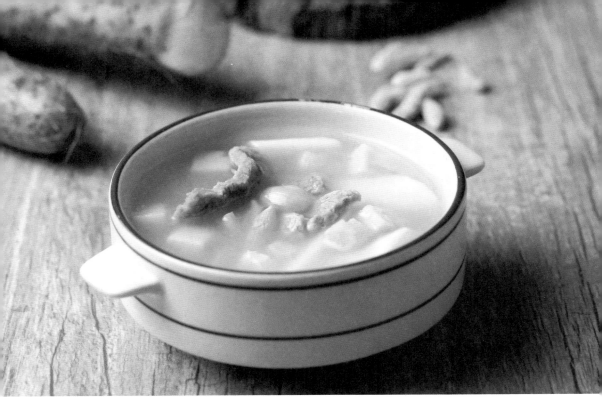

干贝茯苓麦冬煲瘦肉

- 原料　瘦肉 180 克，玉竹、沙参、麦冬、山药、茯神、姜片、桂圆肉、红枣、干百合各少许，水发干贝 35 克

- 调料　盐少许

- 做法
  1. 瘦肉切丁，余约 1 分钟，捞出待用。
  2. 砂锅中注水烧热，倒入瘦肉丁，放入玉竹、沙参、麦冬、山药、茯神。
  3. 倒入姜片、桂圆肉、红枣和干百合，撒上洗净的干贝，拌匀。
  4. 盖上盖，烧开后转小火炖煮约 150 分钟，至食材熟透。
  5. 揭开盖，加入少许盐，拌匀，改中火略煮，至汤汁入味。
  6. 关火后盛出煮好的瘦肉汤，装在碗中即可。

扫一扫，看视频

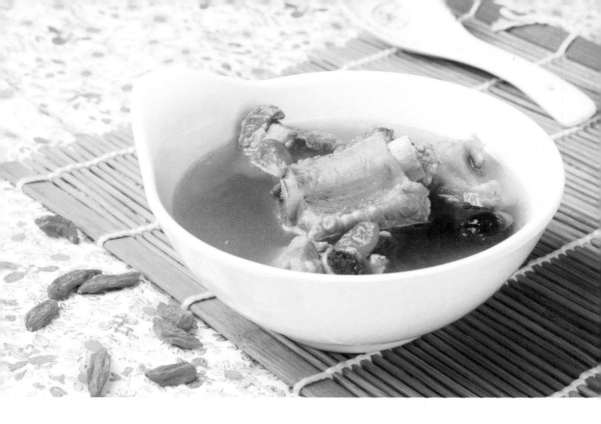

灵芝茯苓排骨汤

- **原料**　灵芝茯苓排骨汤包1包（灵芝片、葛根、枸杞、茯苓、白芍、红枣），排骨100克

- **调料**　盐适量

- **做法**
  1. 灵芝、葛根、茯苓、白芍洗净，装入隔渣袋浸泡10分钟。
  2. 红枣清洗干净，泡发10分钟。
  3. 枸杞洗净泡发10分钟。
  4. 排骨氽去血水，捞出待用。
  5. 砂锅注水，倒入隔渣袋、红枣、排骨，盖上盖，开大火煮开转小火煮100分钟。
  6. 揭开盖，加入枸杞，搅拌片刻，盖上盖，小火继续煮20分钟。
  7. 揭开盖，加入盐，搅匀，盛出即可。

扫一扫，看视频

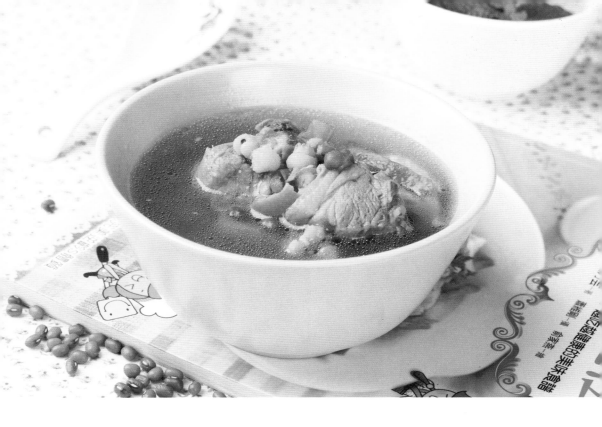

土茯苓薏米汤

- **原料**   土茯苓薏米汤汤料 1/2 包（土茯苓、薏米、绿豆、陈皮、生地），老鸭块 200 克

- **调料**   盐 2 克

- **做法**
  1. 土茯苓、生地装隔渣袋清水泡 10 分钟，薏米装碗泡 20 分钟，绿豆泡 2 小时，陈皮泡 2 分钟。
  2. 将以上泡好的食材沥干待用，老鸭块余后装盘待用。
  3. 砂锅注水，放入老鸭块、土茯苓、生地、绿豆、薏米，拌匀。
  4. 盖上盖，大火煮开转小火煮 100 分钟至析出有效成分。
  5. 揭开盖，倒入陈皮，拌匀，揭开盖，加入盐，稍稍搅至入味。
  6. 关火后盛出煮好的汤，装入碗中即可。

扫一扫，看视频

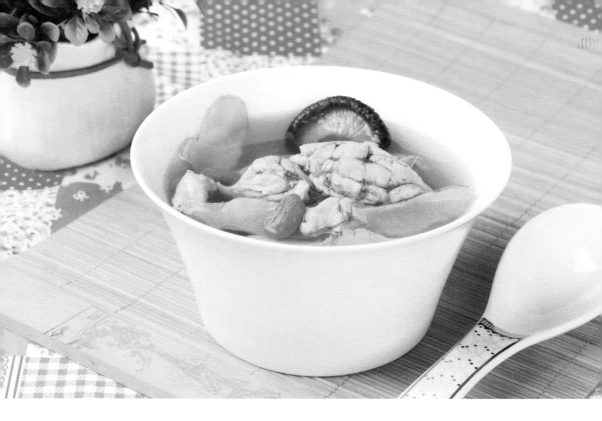

天麻补脑助眠汤

- 原料　天麻、怀山药、枸杞、玉竹、小香菇各 20 克，猪脑 200 克
- 调料　盐 2 克

- 做法
1. 将天麻、怀山药、玉竹倒入装有清水的碗中，浸泡 10 分钟。
2. 将小香菇倒入装有清水的碗中，浸泡 30 分钟。
3. 把枸杞倒入装有清水的碗中，浸泡 10 分钟。
4. 砂锅中注入适量的清水大火烧开，倒入备好的猪脑，余去杂质，捞出猪脑待用。
5. 砂锅注入适量清水，倒入猪脑、天麻、怀山药、玉竹、香菇，搅匀。
6. 盖上锅盖，大火烧开转小火煲 100 分钟，揭开盖，倒入备好的枸杞，搅匀。
7. 用小火续煮 20 分钟，放入盐，搅匀，将煮好的汤盛出即可。

扫一扫，看视频

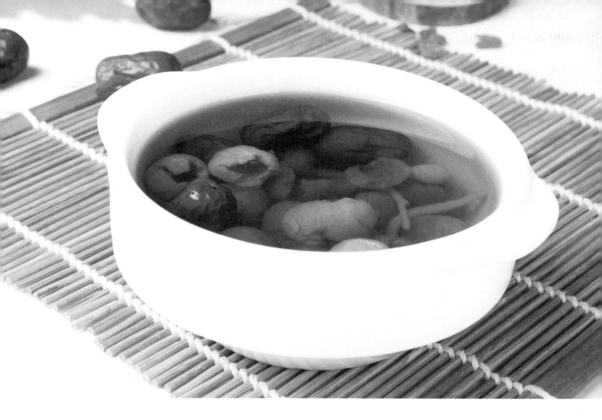

党参桂圆红枣汤

- **原料**　红枣 55 克，桂圆肉、党参各 45 克，枸杞 20 克

- **做法**
  1. 养生壶中倒入洗净的党参。
  2. 放入红枣、桂圆肉、枸杞、适量清水。
  3. 煮 100 分钟至药材有效成分析出。
  4. 揭开盖，将煮好的药膳汤装碗即可。

扫一扫，看视频

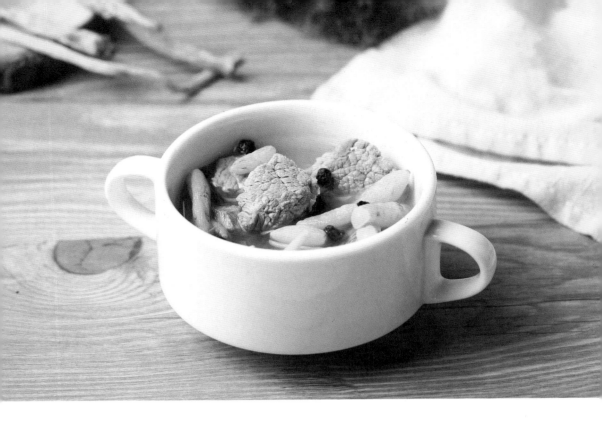

党参麦冬五味子瘦肉汤

- ● 原料　瘦肉块 100 克，五味子、麦冬、党参各 10 克，姜片少许
- ● 调料　盐、鸡粉各 1 克

- ● 做法
  1. 瘦肉块汆后捞出，备用。
  2. 砂锅注水，倒入汆好的瘦肉。
  3. 放入姜片、五味子、麦冬、党参，搅拌均匀。
  4. 盖上盖，用大火蒸 90 分钟至药材有效成分析出。
  5. 揭开盖，加入盐、鸡粉，搅匀调味。
  6. 关火后盛出煮好的汤，装碗即可。

扫一扫，看视频

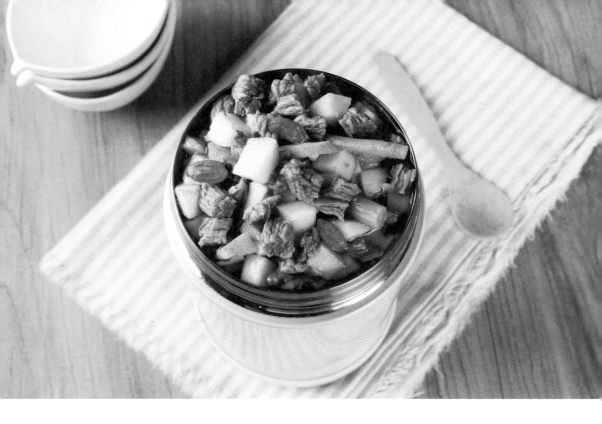

黄芪党参牛肉汤

- 原料　牛肉、山药各 100 克，黄芪 5 克，党参 10 克，枸杞适量
- 调料　盐适量

- 做法
  1. 洗净去皮的山药切丁，处理好的牛肉切丁，待用。
  2. 取焖烧罐，倒入牛肉丁、山药丁，注入开水至八分满。
  3. 盖上盖，摇晃片刻，使焖烧罐预热 1 分钟。
  4. 打开盖，将水沥去，放入党参、黄芪、枸杞，再注开水至八分满。
  5. 盖上盖，稍稍摇晃，再焖约 4 小时至食材熟透、药性析出。
  6. 打开盖，放入盐，搅拌片刻，将牛肉汤装入碗中即可。

扫一扫，看视频

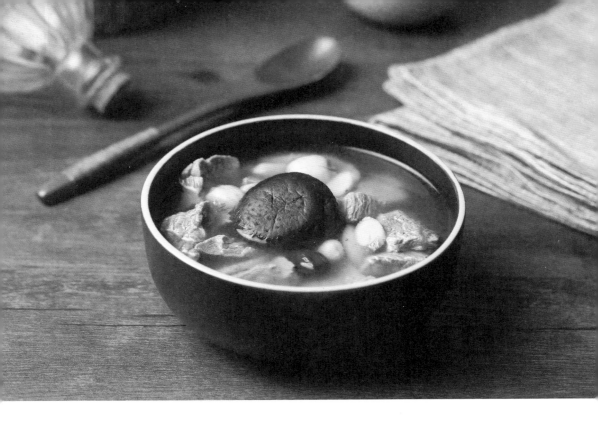

黄芪红枣牛肉汤

- 原料　汤料包1包（黄芪、花生米、红枣、莲子、香菇），牛肉块200克
- 调料　盐适量

- 做法
  1. 莲子洗净后泡发1小时，香菇洗净后泡发30分钟，黄芪、花生米、红枣洗净后泡发10分钟。
  2. 牛肉块余片刻，沥干待用。
  3. 砂锅中注入适量清水，倒入牛肉块。
  4. 倒入泡发滤净的莲子、香菇、黄芪、花生米、红枣，搅拌匀。
  5. 盖上锅盖，开大火煮开转小火煲2小时。
  6. 掀开锅盖，加入盐，搅匀调味。
  7. 将煮好的汤盛出装入碗中。

扫一扫，看视频

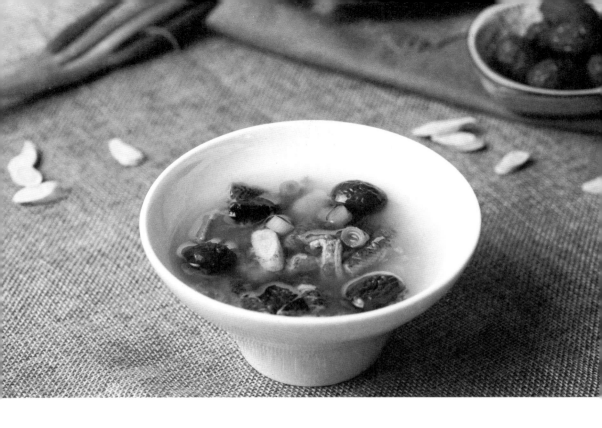

黄芪红枣鳝鱼汤

- 原料　鳝鱼肉 350 克，鳝鱼骨 100 克，黄芪、红枣、姜片、蒜苗各少许
- 调料　盐、鸡粉各 2 克，料酒 4 毫升

- 做法
  1. 蒜苗切粒；鳝鱼肉切网格花刀，再切段；鳝鱼骨切成段。
  2. 鳝鱼骨、鳝鱼肉氽去血水，待用。
  3. 砂锅中注水烧热，倒入红枣、黄芪、姜片。
  4. 盖上盖，用大火煮至沸，揭开盖，倒入鳝鱼骨。
  5. 盖上盖，烧开后用小火煮约 30 分钟，揭开盖，放入鳝鱼肉。
  6. 加入盐、鸡粉、料酒，拌匀，盖上盖，用小火煮约 20 分钟至食材入味。
  7. 揭开盖，搅匀，撒上蒜苗，拌匀，盛出即可。

扫一扫，看视频

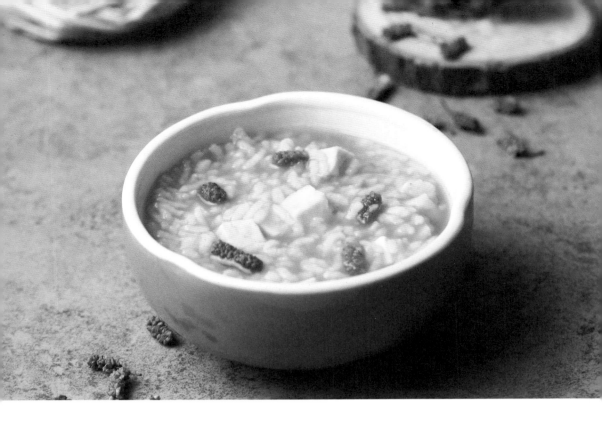

桑葚茯苓粥

- ● 原料　水发大米 160 克，茯苓 40 克，桑葚干少许
- ● 调料　白糖适量

- ● 做法
  1. 砂锅中注入适量清水烧热，倒入备好的茯苓。
  2. 撒上洗净的桑葚干，放入洗好的大米。
  3. 盖上盖，大火烧开后改小火煮约 50 分钟，至米粒变软。
  4. 揭开盖，加入适量白糖，搅拌匀，略煮一会儿，至白糖溶化。
  5. 关火后盛出煮好的茯苓粥，装在小碗中即可。

扫一扫，看视频

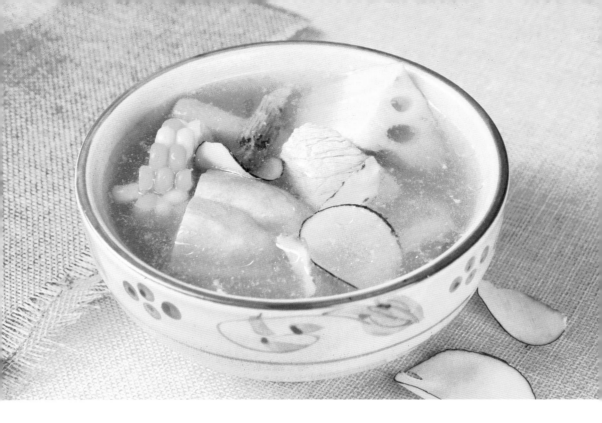

沙参玉竹海底椰汤

- ● 原料　海底椰、玉竹各 20 克，沙参 30 克，瘦肉 250 克，去皮莲藕 200 克，玉米 150 克，佛手瓜 170 克，姜片少许

- ● 调料　盐 2 克

- ● 做法　1. 去皮莲藕切块，佛手瓜切块，玉米切段，瘦肉切块。

    2. 锅中注入适量清水烧开，倒入瘦肉，汆片刻。

    3. 关火，捞出汆好的瘦肉，沥干水分，装盘待用。

    4. 砂锅中注入适量清水，倒入瘦肉、莲藕、佛手瓜、玉米、姜片、海底椰、玉竹、沙参，拌匀。

    5. 盖上盖，大火煮开转小火煮 3 小时至食材熟透；揭开盖，加入盐，搅拌入味。

    6. 关火后盛出煮好的汤，装入碗中即可。

扫一扫，看视频

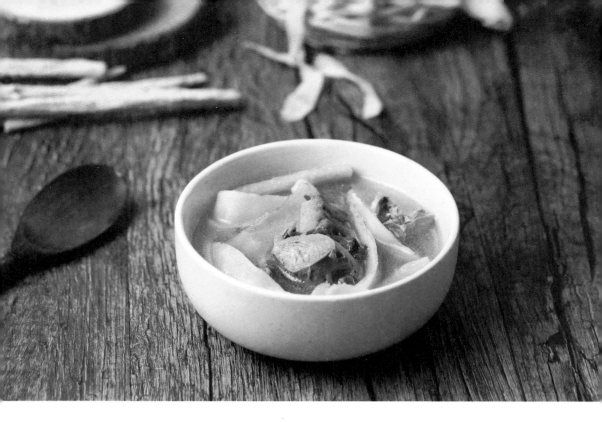

沙参玉竹心肺汤

- 原料　猪心160克，猪肺100克，玉竹15克，沙参8克，姜片、葱花各少许
- 调料　盐、鸡粉各2克，料酒6毫升

- 做法
  1. 猪肺切成小块，猪心切块，备用。
  2. 锅中注水烧热，倒入猪肺、猪心，淋入3毫升料酒，汆去血水，捞出洗净，沥干水分待用。
  3. 砂锅中注水烧热、倒入玉竹、沙参、姜片。
  4. 倒入汆过水的材料，淋入3毫升料酒。
  5. 盖上盖，烧开后用小火煮约40分钟至食材熟透。
  6. 揭开盖，加入盐、鸡粉，拌匀调味。
  7. 关火后盛出煮好的汤料，装入碗中即可。

扫一扫，看视频

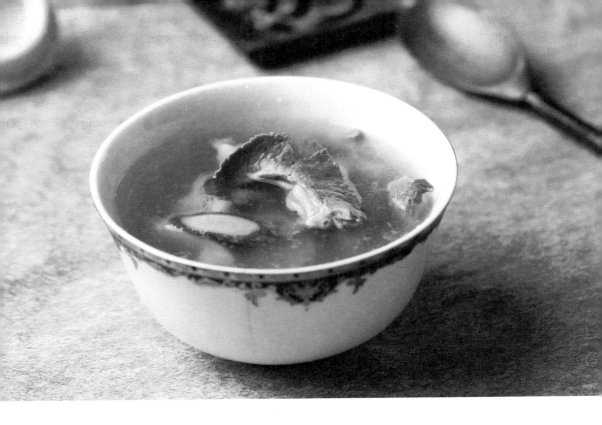

丹参猪心汤

- 原料　猪心 150 克，丹参 20 克，黄芪 10 克，高汤适量
- 调料　盐 2 克

- 做法
  1. 锅中注水烧开，放入洗净切好的猪心，煮约 1 分钟，余去血水。
  2. 捞出猪心，过冷水，装盘待用。
  3. 砂锅中注入适量高汤烧开，放入猪心，加入洗净的丹参和黄芪，拌匀。
  4. 盖上锅盖，烧开后转小火煮 1 小时至食材熟透。
  5. 打开锅盖，加盐调味，拌煮片刻至食材入味。
  6. 关火后盛出煮好的汤料，装入碗中即可。

扫一扫，看视频

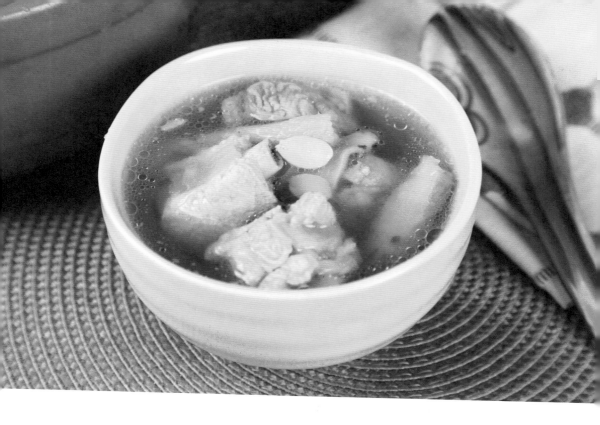

玉竹杏仁猪骨汤

- **原料**　玉竹杏仁猪骨汤汤料包 1/2 包（玉竹、北沙参、杏仁、白芍），
  猪骨块 200 克

- **调料**　盐 2 克

- **做法**

  1. 将白芍装入隔渣袋里，系好袋口，装入碗中，再放入玉竹、
     北沙参、杏仁，清水泡发 10 分钟。

  2. 取出玉竹、北沙参、杏仁，沥干备用。

  3. 锅中注入水烧开，猪骨块氽片刻后，捞出待用。

  4. 砂锅中注入适量清水，倒入猪骨块、玉竹、北沙参、杏仁、
     白芍，拌匀。

  5. 盖上盖，大火煮开转小火煮 120 分钟至有效成分析出，揭开
     盖，加入盐，稍稍搅拌至入味。

  6. 关火后盛出煮好的汤，装入碗中即可。

扫一扫，看视频

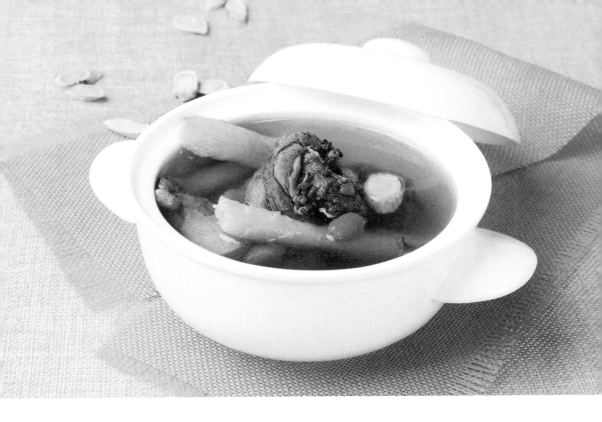

枸杞黄精乌鸡汤

- 原料　枸杞黄精乌鸡汤汤料包1/2包（黄精、枸杞、怀山药、黄芪、沙参），乌鸡块200克

- 调料　盐适量

- 做法
  1. 黄芪、黄精倒入隔渣袋浸泡10分钟。
  2. 沙参、怀山药、枸杞装碗浸泡10分钟。
  3. 乌鸡块余去杂质，待用。
  4. 砂锅中注入清水，倒入乌鸡块、放入泡发滤净的沙参、怀山药、隔渣袋，拌匀。
  5. 盖上盖，开大火煮开转小火煮100分钟；揭开盖，倒入泡发滤净的枸杞，拌匀。
  6. 盖上盖，小火续煮20分钟；揭开盖，放入盐，搅匀调味。
  7. 将煮好的汤盛出装入碗中即可。

扫一扫，看视频

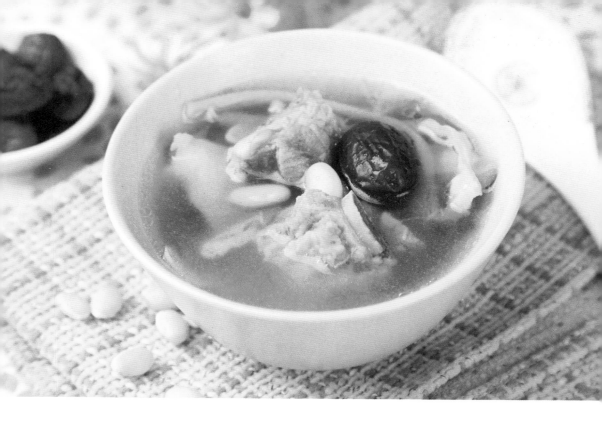

霸王花红枣玉竹汤

- 原料　霸王花红枣玉竹汤汤料包 1/2 包（霸王花、玉竹、红枣、白扁豆、杏仁），排骨段 200 克

- 调料　盐 2 克

- 做法

    1. 霸王花、玉竹、红枣、白扁豆、杏仁分别提前泡发 10 分钟，泡好后沥干水分，装盘待用。

    2. 排骨段氽去血水和脏污，装盘待用。

    3. 锅中注入 1000 毫升清水，放入排骨段、杏仁、红枣、玉竹、霸王花、白扁豆、搅匀。

    4. 盖上盖，用大火煮开后转小火煮 2 小时至食材有效成分析出。

    5. 揭开盖，加入盐，搅匀调味。

    6. 关火后盛出煮好的汤，装碗即可。

扫一扫，看视频

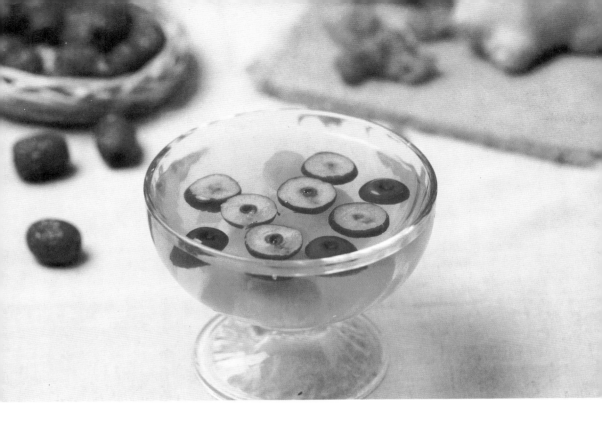

红枣桂圆姜茶

- 原料　红枣 12 克，生姜块 15 克，桂圆肉干 17 克
- 调料　红糖适量

- 做法
  1. 取一碗清水，放入红枣，清洗干净，捞出红枣，沥干水分，放入盘中，待用。
  2. 将去皮洗净的生姜切片；洗好的红枣取果肉，切片。
  3. 汤锅中注入适量清水烧热，倒入桂圆肉干、生姜片和红枣片。
  4. 盖上盖，烧开后用小火煮约 20 分钟，至材料析出有效成分。
  5. 揭开盖，撒上备好的红糖，拌匀，煮至红糖溶化。
  6. 关火后盛出煮好的姜茶，装入杯中即可。

扫一扫，看视频

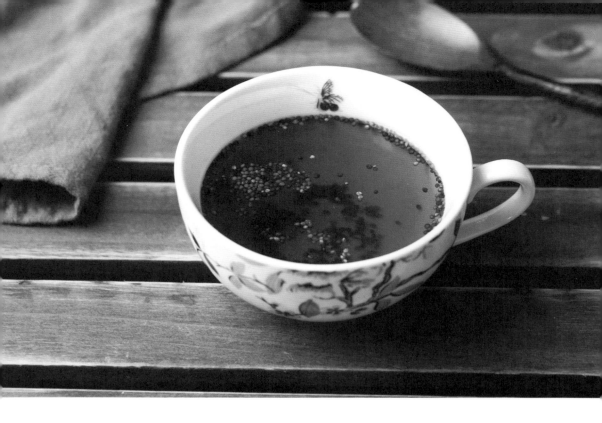

荷叶茯苓茶

- 原料　荷叶 5 克，决明子、茯苓各 15 克，紫苏子 6 克，干山楂 20 克，乌龙茶叶 7 克

- 做法
  1. 砂锅注水烧开，放入茯苓、荷叶、决明子、干山楂、乌龙茶叶。
  2. 盖上盖，用小火煮 20 分钟，至原料析出有效成分。
  3. 揭开盖，捞出药渣，把紫苏子装入茶杯中，倒入煮好的药汁。
  4. 盖上杯盖，焖 10 分钟至紫苏子析出有效成分。
  5. 揭开杯盖，即可饮用。

扫一扫，看视频

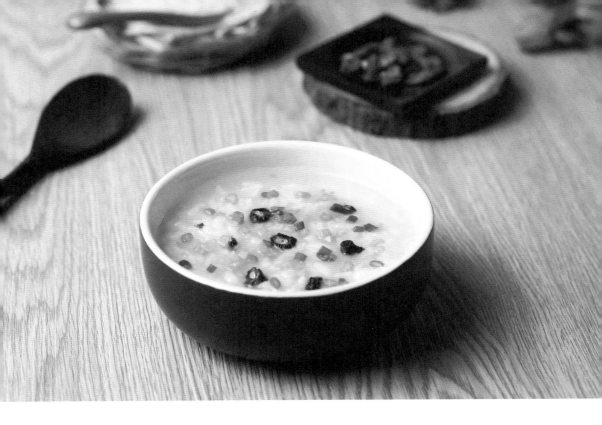

丹参芹菜粥

- 原料　水发大米 100 克，丹参 7 克，芹菜 60 克，葱花少许
- 调料　盐、鸡粉各少许

- 做法
  1. 洗好的芹菜切碎末，待用。
  2. 砂锅中注入适量清水烧热，倒入丹参、大米，搅匀。
  3. 盖上锅盖，烧开后用小火煮约 25 分钟。
  4. 揭开锅盖，倒入芹菜末，搅拌均匀。
  5. 盖上锅盖，用中火煮约 10 分钟至食材熟透。
  6. 揭开锅盖，加入盐、鸡粉，搅匀调味。
  7. 关火后盛出煮好的粥，装入碗中，撒上葱花即可。

扫一扫，看视频

我们平时接触过不少有关改善睡眠的信息，但你是否想过我们所认为的健康睡眠方式就一定健康吗？其实睡眠误区一直存在，本章就将为你答疑解惑，消除常见的不当睡眠方式，还你一个健康的好睡眠。

Chapter 4+

关于睡眠的
其他问题

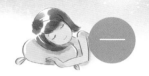

一 女性特殊时期的睡眠问题

与男性不同,女性一生中要经历的生理变化会给其自身带来巨大的影响,其中就包括睡眠的改变。而且这种影响很多时候是破坏性的。

1. 经期的睡眠困扰

月经周期与睡眠之间关系密切,除了激素的变化会影响睡眠状态之外,睡眠质量也会直接影响生理期的顺畅。有人在月经快来的时候会有失眠的困扰,这也是经前期综合征中的一种常见症状。睡不好会导致情绪更糟、抗压能力更弱,则生理期更不顺。

人到夜晚之所以会入睡,与褪黑素有很大关系。有研究指出,褪黑素的分泌节奏在黄体期(即排卵后到月经来潮的前一天)会失衡,因此会导致经前失眠的症状。还有一种说法是,当雌激素大量分泌时,会出现即使晚上睡得很足,白天还是昏昏欲睡的状况。

不管是出于哪种状况,对于经期女性来说,调理好自己的睡眠都等于是在呵护自己。女性要想摆脱经期内失眠,归根到底还是要缓解紧张情绪。所以,女性在经期来临之前就要适当放松心情,不要过于紧张,避免或减轻经期内失眠。激素失去平衡的因素,我们可以通过饮食来补足。精神因素就需要我们为自己安排一个舒适的睡眠环境来调适了。

有些女性在经期内食欲大增,暴饮暴食导致消化不良、胃部不适,进而导致失眠。因此要进食清淡、易消化、富有营养的食物,并尽量做到少量多餐。可以适当地吃一点儿百合、红枣等温补性的食物。另外,咖啡、烟、酒、茶、巧克力等刺激性的食物最好不碰,否则情绪波动更大。

经前一周保持或增加运动量,可通过维持大脑内的化学状态平衡达到改善睡眠的目的,同时也可以获得心理的愉悦。当然,在经期内,还是要避免游泳等剧烈运动。女性自身更要正确对待经期内的情绪波动和失眠症状。保持良好的心理状态,做到乐观自信、心胸豁达,合理安排生活、工作和学习,这样有利于摆脱经期内失眠。

希望每一位女性都能在生理期内拥有幸福的好睡眠。

2. 孕产期的睡眠困扰

在孕产期间因为生理状态的改变而导致睡眠不规律的女性不在少数，可是有关雌激素与睡眠之间的研究仍在进行中，尚无明确有力的说法出现。许多女性在怀孕期间白天极易疲劳，昏昏欲睡，晚上要睡觉时却睡不着，或者睡着了也睡不安稳，时时醒来。

不同孕期的孕妇有不同的睡眠状况。

孕早期（孕 1 ～ 12 周）

孕妇在最初的几周，无论昼夜，都会感到疲劳：90% 的准妈妈会感觉懒散、浑身无力。这首先是激素惹的祸，这种激素主要是黄体酮，它让子宫松弛避免过早地疼痛。伴随怀孕的一些现象，诸如恶心、呕吐等，也会影响睡眠的质量。大约只有 1/4 的母亲在怀孕的头 12 周能享受到令人满意的睡眠。

孕中期（孕 13 ～ 27 周）

疲劳和恶心的感觉渐渐地消失了，这时候的睡眠也更安详、更有效果。看上去好像身体已经有些适应这种怀孕的状态了。这主要在于母体血液当中产生出一种与黄体酮对抗的激素，它可以使身体活跃，却带来心理上的过度敏感、恐惧和神经质。这些焦虑同样也会影响孕妇的睡眠。

孕晚期（孕 28 ～ 40 周）

怀孕的后期主要是有各种疼痛，让准妈妈们心力交瘁：小腿肚痉挛，腰部酸痛，皮肤瘙痒。大腹便便使得睡姿一改往常的习惯，有时还有胃灼痛，腹中胎儿动来动去，这些都会干扰妈妈的睡眠。有 70% 的孕妇觉得在这一阶段无法有平静的睡眠。在快要生产之前，深度睡眠明显减少，孕妇很容易惊醒。人们称之为"哺乳睡眠"，并且解释说，这其实是一种自然的准备，以适应新妈妈在夜晚随时起来，给宝宝哺乳。

尽管如此，孕妇睡眠时间还是应该要比平时多 1 小时。

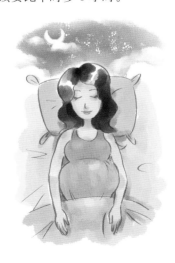

3. 更年期的睡眠困扰

睡眠障碍无论发生在什么时候都需要得到诊治，对正处于更年期的女性而言尤为重要。随着女性年龄的增加，睡眠问题，特别是睡眠呼吸暂停、不安腿综合征正变得越来越普遍，而这些症状的任何一条都会干扰睡眠。据报道，有近40%的更年期女性遭受睡眠障碍的折磨。

女性更年期失眠是更年期卵巢雌激素分泌逐渐减少及垂体促性腺激素增多，造成神经内分泌一时性失调，下丘脑－垂体－卵巢轴系统功能失调和自主神经系统功能紊乱，产生抑郁、焦虑症导致的。其症状包括躺到床上之后胡思乱想，难以入睡；或者过早醒来，醒来后再也睡不着；还有睡眠期间有潮热、出汗的情况等。

就说潮热、盗汗这种症状吧，可能出现在大约80%的更年期女性

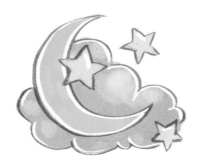

身上。由于潮热，晚间体温快速上升，造成入睡困难或频繁醒来等睡眠障碍。另外，更年期雌激素下降，对心脏或骨骼等器官、组织的保护作用减弱，心脏病、骨质疏松、风湿病、溃疡等趁虚而入，心悸、疼痛、疲乏、瘙痒此起彼伏，令人难以安然入睡。

不难明白，更年期的诸多心理和生理变化直接或间接地导致了睡眠障碍，而睡眠障碍反过来又会妨碍神经系统，进一步打乱激素之间的平衡。互相干扰造成恶性循环，让更年期女性身心俱疲。

解决的办法就是重新建立激素的平衡。通过增加每天摄取的食物中的雌激素量来改变体内的激素水平，是一种既有效又安全的治疗方法。许多植物中含有的异黄酮、木脂体、香豆雌酚等植物雌激素能够产生跟雌激素一样的作用，如大豆、黑豆、甜豆、毛豆、四季豆、花生米、花椰菜、绿茶等，增加食用量能有效缓解包括睡眠障碍在内的更年期症状。

另外，出现更年期失眠状况的女性还要注意改掉一些不良睡眠习惯。例如，睡前忌用脑，以免大脑处于兴奋状态难以入眠。又如，忌临睡前进食，否则大脑皮质主管消化系统的功能区也会兴奋起来。

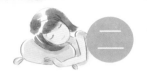

二 有关睡眠的十个疑问

睡眠是维持身体机制的必要过程，人体通过充足的睡眠可以消除身心疲惫、恢复正常状态，让活动期间持续运作的脑部和身体获得足够的休息时间。

1. 人是不是睡得越多越好?

睡眠的好处显而易见。睡得不好会导致身体疲劳无法消除，免疫力下降，提高罹患各类疾病的风险，那么是不是说人睡得越多越好呢?

答案是否定的。实际上，人类睡眠有自己的规律和运作模式。从睡眠仪的检查结果来看，正常人在睡眠时有时眼球不活动或者只有很慢的浮动，这段时间比较长；但有时眼球会很快地来回活动，这段时间比较短。在眼球慢动或快动时，脑电图出现不同的变化。由此，科学家把睡眠分成非快速眼动期睡眠和快速眼动期睡眠两部分。快速眼动期睡眠是肌肉放松的休息状态，脑部则是接近清醒的状态。非快速眼动期睡眠则是脑部充分休息的阶段。

正常睡眠时的基本规律是，正常成年人在睡眠一开始先进入非快速眼动期睡眠，由浅入深，大概经过 60～90 分钟后，转成快速眼动期睡眠。快速眼动期睡眠持续时间只有 10～15 分钟，然后又转成非快速眼动期睡眠。就这样周期性地交替出现非快速眼动期睡眠和快速眼动期睡眠，一夜出现 4～6 次，直到清醒为止。

一般人的最佳上床睡眠时间是在晚上 9～10 点，这是因为人体在晚上 10～11 点将出现一次生物低潮，如果一个人由于某种原因在晚上 11 点还未入睡，那么一过半夜零点，就很难睡着了。有研究认为，早晨 5 点左右起床较为合适，此时，人的精力最为旺盛。由此可以看出一般人的睡眠时间以 7～8 小时最为常见。睡眠不足固然不好，但睡眠过量也不并是好事；睡得太多，反而使脑子昏昏沉沉，有碍于工作和学习，也有损于身体健康。一个人睡眠是否足够，主

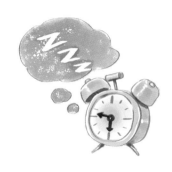

要看他白天能否保持清醒。睡眠的好与坏，不应简单地以睡眠时间的长短来衡量，而应以是否消除了疲劳，精力是否充沛来评判。

2. 人每人一定要睡到8小时才健康吗？

相信不少人都听过"睡满8小时对身体好"的说法，但实际上每个人适合自身的睡眠时间是不一样的。正常人的睡眠可以分为三种不同类型：一种是长睡型，每天睡眠在9小时以上；第二种是短睡型，每天睡眠在6小时以下；第三种是中睡型，每天睡眠时间平均7.5小时。据科学家分析，大约90%的人是中睡型，而长睡型和短睡型的人各占5%。这种差别只是生理的需要量的差异，不管是哪种睡眠类型的人只要能达到自身的睡眠需要量，就可以得到良好的休息，恢复体力和脑力。因此短睡者不必担心自己的睡眠少于常人，而长睡者也不要顾虑自己的睡眠多于常人，中睡者更不必向短睡者或长睡者看齐，缩短或延长自己的睡眠时间，一切应以自身感觉良好为标准。

也就是说，不是每个人都必须刻意追求8小时的睡眠，只要能满足自身生理需求即可。不同年龄的人对睡眠时间的需求是不完全相同的。年龄越小，大脑皮质兴奋性越低，对疲劳的耐受性也越差，因此需要睡眠的时间也越长。而到了老年，大脑皮质功能不如青年人那么活跃，体力活动也大为减少，所以需要的睡眠时间也相应地减少。人在新生儿期，每天要睡16～18小时；3～5岁，睡眠量逐渐减少到每天10～12小时；学龄儿童，每日需9～10小时；13～17岁，每日需要8～9小时；青壮年人，睡眠量7～8小时；60岁以上的老年人，一般每天睡6～7小时，而且睡眠不连续，往往时睡时醒。

这么说来，每个人都可以找到自己合适的睡眠时间。像拿破仑和爱迪生都是一天只需睡3～4小时的短睡者，而爱因斯坦则是每天要睡10小时以上的长睡者。

另外，关于睡眠时间的长短还应该综合考虑睡眠质量来决定。入睡快而睡眠深、一般无梦或少梦者，睡上6小时即可完全恢复精力；入睡慢而浅睡眠多、常多梦或噩梦者，即使睡上10小时，仍难精神清爽。此时就应通过各种治疗，以获得有效睡眠，单纯地延长睡眠时间对身体有害。

还有要根据季节调整睡眠时间的长短，夏季夜短就少睡点，冬季夜长又冷就多睡点。夏天睡7~8小时，冬天睡8~9小时。少年幼儿在此基础上增加1~3小时，老年人则减少1~3小时。

3. 睡眠不足等于睡眠时间不足吗？

睡眠时间，顾名思义，就是指人入睡到苏醒的这一时间段。它可分为间断睡眠和连续睡眠，一般生活中所指的睡眠时间是指一天内总的睡眠时间，即所有处于睡眠状态的时间总和。前文已经说过，睡眠是一个过程，一个复杂渐变的过程。为什么我们有时醒来后，会感觉精力充沛，而有时却感觉比睡觉之前还累呢？这便是睡眠的深度和状态不同所导致的。

深度睡眠是睡眠的一个部分，只占整个睡眠时间的25%，深度睡眠也被称作是"黄金睡眠"。因为在深度睡眠状态下，大脑皮质处于充分休息状态，这对于消除疲劳、恢复精力、免疫抗病等都有至关重要的作用。在睡眠科学来说，深度睡眠是人入睡以后大脑不进行活动的深度休息，睡觉的这一个晚上，先进入浅睡眠再自然进入深睡眠，接着又是浅睡眠然后再是深睡眠，来回交替直到醒来。人在浅睡眠时可能做梦，但深睡

眠不会。因此对睡眠好坏的评价，不能光看时间，更重要的是看质量。睡眠是否充足、睡眠质量如何，最终要看深度睡眠时间的长短。

睡眠深度，一般是以身体活动减少和感觉灵敏度降低作为衡量的指标。由于这两个指标的可测量性较低，因此，对睡眠深度的精确测定是困难的。如果睡醒后，你对睡眠感到满意，自我感觉良好，头脑清醒，疲劳解除，精力充沛，效率提高，就是达到了深度睡眠的效果，睡眠充足。那种认为自己睡眠时间少就是失眠，因而忧心忡忡，惶惶不安的看法，显然是跌入了睡眠误区。同样的，虽然睡够了8小时或者更多，却惊悸多梦，睡眠很浅的，当然也是睡眠不足的一种表现。看来，睡眠不足和睡眠时间不足之间并不能画上等号，并且是否存在睡眠不足主要看清醒后的自我感觉来判断。

为了能获得充足的睡眠时间，这里向大家推荐一张助眠作息时间表。早上7点准时起床；8点左右沐浴阳光，阳光可以唤醒身体，建议外出走动或在阳光中吃顿早餐；下午2点，最后一杯咖啡、可乐或者茶，咖啡因的作用可持续8小时以上；下午5点半锻炼（锻炼尽量安排在睡前4小时）；下午6点半吃饭，宜清淡且

适量；晚8点铺床，关掉大灯；晚9点，记下烦心的、当天没有完成的事情，努力清空大脑；晚10点，关掉电子设备，1小时内睡觉。坚持这样的作息一段时间之后，睡眠不足的情况可得到明显改善。

4. 一上床马上就能睡着，健康吗？

倒头就睡、沾枕就着的睡眠是多少失眠者梦寐以求的状态。那么是不是只有达到这样的境界才算健康的睡眠呢？

其实并不是的。人在睡觉的过程中，是有一个自然入睡的时间的。也就是说，如果你不是特别累的情况下，那么，你可能要花一段时间，才能入睡的。一般人的入眠时间在15～30分钟都算是健康的区间。太长或者太短其实都可能是异常症状。超过1小时，考虑为入睡困难型失眠；太短，也就是这种倒头就睡的情况常常被人们忽视，实际上这也可能是疾病的征兆。

台湾的一项研究报告称，只有严重睡眠不足或患有某些睡眠紊乱症的人，才拥有立即入睡的本领。这些人不仅能在床上倒头就睡，甚至坐着或站着都能入睡。他们常常因为这个

更容易血压增高，从而增加罹患心脏病的风险。患上阻塞型睡眠呼吸暂停综合征的人，更是由于脑缺氧每晚会被打断睡眠数百次以上，致使患者无法有深度睡眠，所以白天也出现嗜睡的症状。

除了脑缺氧会出现沾枕头就着的嗜睡状况外，电解质紊乱、高黏血症、心脏病等患病人群和孕妇等特殊人群，都可以出现嗜睡问题。对有些人而言，还可能是因为肿瘤形成的压迫、下丘脑炎症等对细胞的破坏，或缺血等原因而导致代谢问题，进而造成嗜睡。

另外，当有些不良生活习惯潜移默化地干扰了睡眠中枢后，也会出现沾枕头就着的嗜睡状况。有些年轻人夜生活过多，或喜欢晚睡、熬夜，或因过度吸烟、酗酒、嗜咖啡等原因，干扰到抑制中枢和觉醒中枢对睡眠的调节，出现晚上兴奋、白天嗜睡的"昼夜颠倒"现象。还有些人由于工作、生活压力过大，出现疲劳、紧张，引起血管痉挛，长期处于这种状态也会导致大脑缺血，影响睡眠的调节。再如，有些中青年人群由于长期高脂饮食，导致血液过稠，或是血管壁越来越厚，血管越来越窄，就会出现供血不足，导致缺氧、缺血，进而出现睡不够等沾枕头就着的状况。

由此可见，并不是入睡时间越快越好，只有在健康的前提下入睡快才是好事。

5. 因为很难入睡，所以要尽可能早点儿睡觉吗？

对于那些有"入睡障碍"的人来说，最痛苦的一件事情莫过于该睡觉时盖好了被子，但是过了 30 分钟以上却还迟迟无法入睡的情况。明明觉得疲惫，早早爬上床准备休息，脑子里面却充满各种思绪，怎么也停不下来，到最后越想睡越睡不着，以致失眠。

那么是不是在应付入睡困难的时候，就要尽可能地早点睡觉呢？

很多患有"入睡障碍"的人其病因并不在于不能按点上床睡觉，这很大程度上是一种生活习惯病。他们可能生活中承担着超过自己承受能力的工作、生活压力，每天受抑郁和焦虑情绪的折磨；或者他们在饮食习惯上偏爱吃多脂多辛辣的食物，喜爱烟、酒、茶、咖啡等刺激性的东西；更有可能，他们整天面对电脑伏案工作，没有时间运动，忽视了这对于健康来说至关重要的一环。所以，在不改变这些主导因素的情况之下，就算每天晚上 9 点准时上床休息，也可能还是无法改变现状。真正能够拯救他们的是改变生活方式，但是这往往需要更多的力量和勇气，还有坚持的毅力，远远不止于尽可能早点儿睡觉这样简单。

另外，有一些人他们已经习惯了熬夜这种"夜猫子"的生活方式，经常上床睡觉的时间都在零点以后，甚至是凌晨。对于这一类人，早点儿睡觉仍然入睡困难也是很自然的，因为他们长久以来习惯的生物钟一时难以改变。

其实，在治疗失眠的过程中，建立起合理的作息时间表是非常重要的一个步骤。并不是像很多人以为的那样，如果第一天失眠了，第二天就早点儿睡觉补回来；或者，因为很难入睡，就尽可能早点儿睡觉。这些对于建立一个健康的作息时间表甚至是有害的。要做的正是要安排和把握每日的作息时间表，让睡眠渐渐回归正常轨道。

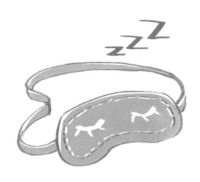

这是自我调整的方式，若是躺在床上1小时无法入睡的情况持续了1个星期以上，那么最好还是去医院接受专业治疗。

6. 躺在床上数羊是解决失眠的好办法吗？

每个人都多多少少经历过睡不着的时候，这时候有些人可能开始数羊。因为有人告诉我们，如果你睡不着，你就数羊好了，一会儿你就睡着了。可是，这真的是解决失眠的好方法吗？

之所以睡不着觉要数羊，现在普遍认为是由于英文中的"羊（sheep）"和"睡觉（sleep）"发音比较像，这样就会在数羊时联想到睡觉，同时又避免了直接命令自己睡觉造成的心理压力……不过这样一来，这个说法就有局限性了。除了在英语国家适用之外，其他国家的语言里"羊"和"睡觉"的读音大多数都是两回事。可是似乎这并没有影响这一说法的扩散。

研究表明，失眠时数羊可能是一个流传已久的谣言。数羊对治疗失眠不但是没有帮助的，反而会起到反作用。数羊时我们的大脑需要注意力集中，这很明显违背了睡前要放松的原则。而且数羊的时候大脑是要运转的，根本起不到休息的效果。

这个实验来自英国。将50多名失眠患者分成三组进行对比实验。第一组失眠患者没有任何指导，任其自由思维。第二组失眠患者在入眠前，想一些平和放松的景象，充分地放松，例如，想一些大海、蓝天之类的东西。让第三组失眠患者采用数羊方法对抗失眠。

结果表明，第二组失眠患者比平常约快20分钟进入睡眠状态，其他两组失眠患者的入睡速度，都要比平常略慢一些。最终研究人员得出结论，数羊太单调，无助于人们排遣焦虑情绪并安然入睡。数羊对治疗失眠是没有帮助的。专家进一步指出，人们在面对失眠问题时经常会人云亦云，所以数羊之说流行。失眠的人不要再数羊了，这结果往往不会让你较快入睡，反而会让你更有精神，最后数到再多也无济于事。

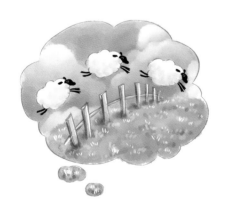

7. 睡觉时用口呼吸, 容易生病吗?

正常人呼吸是通过鼻腔完成的, 如果患有鼻炎、鼻甲肥大、鼻息肉、腺样体增生、扁桃体肥大等, 导致鼻腔阻塞, 只好用口呼吸替代鼻呼吸。也有少数人并无鼻腔疾患, 而只是习惯性使用口呼吸。睡觉时用口呼吸有很多坏处, 会影响身体健康。

英国某制药公司针对 624 名青年男女的睡眠状况做了调查——他们中一半习惯睡觉时用口呼吸, 一半习惯用鼻子——用口呼吸者与用鼻子呼吸者相比, 睡眠质量更差, 并且白天的精力更差。研究人员分析, 用口呼吸者在睡眠方面的问题主要有 3 个: 睡眠浅、入睡难、中途醒来, 这大大降低了睡眠质量, 妨碍机体自我恢复。睡觉张口的人还可能出现呼吸困难、口渴、喉咙痛等不适症状。

成年人尚可自己调节过来, 但小孩子不一样。妈妈需留意一下自己宝宝睡觉时的状况。宝宝张口呼吸并不是随意的行为, 很可能是由某些病变所引起的。由于这些病症的存在, 常常使鼻腔呼吸阻塞, 妨碍正常的鼻呼吸。长期张口呼吸, 可能影响宝宝面部的正常发育。

除此之外, 睡觉时用口呼吸的害处还表现在:

● 对肾脏的损害, 其临床表现为夜尿增多和水肿, 严重者可出现肾功能不全等一系列表现。

● 对血液系统的影响, 血氧过低可刺激肾脏, 分泌红细胞生成素, 引起继发性红细胞增多症, 引起血黏度增加, 血流缓慢, 脑血栓的机会增多; 另可加速动脉粥样硬化, 使血管性疾病发生的概率增加。

● 用口呼吸的人也更容易感冒, 这是由于用鼻子呼吸时, 细菌、病毒等外来异物会被鼻腔黏膜阻挡, 而用口呼吸时则毫无阻拦, 病菌容易长驱直入体内。

● 影响到肺泡组织导致呼吸功能降低, 且因空气没有经鼻腔过滤而直接进入肺部, 容易诱发呼吸道疾病。

● 妨碍智力发育, 表现为记忆力下降, 反应迟钝, 智商降低。

● 危害鼻腔、口腔、舌、唇、颊、牙以及上下颌骨、颌面部肌群等, 造成口腔和颌面功能紊乱及颌面形态异常, 不仅面部形状异常, 使人变丑, 而且功能也受到影响。

8. 周一的猝死案例多与睡眠有关吗?

世界卫生组织对猝死的定义是: "平素身体健康或貌似健康的患者, 在出乎意料的短时间内, 因自然疾病而突然死亡即为猝死。"这是人类面临的严重的疾病之一。

近年来, 猝死在生活中的发生防不胜防, 其中发生率最高的时间当属周一。周一的猝死案例死者多是在都市生活的中青年上班族, 是什么导致了他们的猝然离世, 跟睡眠又有什么关系吗?

- 首先, 这可能跟他们高强度的工作、快节奏的生活有关, 这使得他们的身体承受了一定的压力而得不到放松, 久而久之会对身体产生十分恶劣的影响。

- 其次, 就是长时间熬夜。精彩纷呈的体育比赛、引人入胜的电视剧电影、没完没了的加班加点, 都成了剥夺都市人睡眠的理由。持续熬夜不眠不休的确是一些人猝死的诱因。熬夜猝死的人, 大多数死于突发的心脏病。其原因是熬夜导致生物钟紊乱, 交感神经过度兴奋, 使心跳加速, 引发室速、室颤, 造成心源性猝死。还有一些人死于脑卒中, 其原因是血压过高使脑血管破裂。当然, 熬夜并非猝死的根源所在, 只有那些已经表现出心血管症状或者有心血管疾病家族史的人, 熬夜才容易引起猝死。有猝死家族史的人是熬夜猝死的高危人群。对于普通人群, 即便熬夜不会马上导致死亡, 持续熬夜也将对人体心血管系统、免疫系统、神经系统产生逐步累积的负面影响, 使日后猝死或其他死亡概率增加。

- 最后, 周一的猝死案例很多都跟人体生物钟和压力水平突然改变有关。习惯早起上班的人在周末一下子彻底放松, 睡到中午, 尽情玩乐, 可是一到周一又要回到清早起床的紧张状态, 这种极端的变化使得人体的生物钟似乎在坐云霄飞车。猝死就容易发生在那些无法适应的患者身上。

9. 午睡真的对身体有好处吗？

午睡对一般人而言是有益的，短短十几分钟到半小时，能够很好地起到消除疲劳、解除困乏的作用。

有德国研究者认为，午睡是自然睡眠周期的一个部分。人体除了夜晚之外，白天也需要睡眠。在上午9点、中午1点、下午5点，有3个睡眠高峰。尤其以中午1点的高峰较明显，也就是说，除了夜晚之外，人体在白天有一个以4小时为间隔的睡眠节律。午睡是正常睡眠和清醒的生物节律的表现，是保持清醒必不可少的条件。不少人，尤其是脑力劳动者都有体会，午睡后工作效率会大大提高。国外有资料证明，在一些有午睡习惯的国家和地区，其冠心病的发病率要比不午睡的国家低得多，这与午睡能使心血管系统舒缓，并使人体紧张度降低有关。所以，有人把午睡比喻为最佳的"健康充电"，是有充分道理的。

具体来说，午睡的好处有：

降血压

如果工作压力大血压升高，不妨午睡片刻，这样可以降低血压。

保护心脏

午睡能舒缓心血管系统，并降低人体紧张度。一项希腊研究显示，每周至少3次，每次午睡30分钟，可使因心脏病猝死的风险降低37%。

增强记忆力

午睡可以令人的精力和警觉性得到大幅度提高，不但可以消除疲劳，还能增强记忆力。

提高免疫力

德国研究者发现，在白天睡个短觉，可以有效刺激体内淋巴细胞，增加免疫细胞活跃性。

振奋情绪、赶走抑郁

心理学家发现，午后打盹儿可以改善心情、降低紧张度，还可以缓解压力，赶走抑郁。

尽管有这些好处，午睡也是有讲究的，不是人人都适合午睡。那些高血压患者、失眠者、老年人或者体重超标者就不适合午睡。而且吃过午餐后也不宜立马午睡，最好是过半个小时再午睡，这样有利于食物的消化。

10. 睡眠时间会影响寿命长短吗?

睡眠约占人生的1/3,充足的睡眠时间是保证人体生理健康所不可或缺的。只要少睡1小时,身体就需要多支出400～800焦的热量来维持机体功能。人的睡眠时间与寿命有密切关系。

据美国癌症协会调查表明:平均每天睡眠7.5小时的人寿命最长。平均每天睡眠不足4小时的人,死亡率是前者的2倍。而平均每天睡眠在10小时以上的人,短命的概率更高,因心脏病死亡的比例比平均睡7.5小时的人高1倍,因脑卒中而死亡的比例则高出35倍。

这其中的原因也符合科学规律。原来睡眠也有"黄金分割点"。一天即一个昼夜24小时,白昼和夜晚各为12小时,人最理想的睡眠刚好是夜晚12小时乘以0.618,接近7.5小时,与黄金分割率相吻合。

美国研究发现,每天睡7小时对心脏最好。每天睡5小时或更少的成年人,可能损伤血管,患血管硬化疾病概率大,并加大了心脏负担,他们患心血管疾病的风险是每天7小时睡眠者的2.5～3.0倍。每天睡9小时或更久的人,患心血管疾病的风险比每天睡7小时者高15倍。

英国研究人员发现,睡眠时间不足6小时者患代谢综合征的发病率提高了1倍。睡眠不足是要付出代价的,睡眠剥夺也是慢性自杀。根据医学专家估算,长期重度睡眠剥夺会使人的寿命缩短15年左右。与经常享受良好睡眠的人相比,男性失眠患者早亡危险更大。

经过一夜酣睡,多数人醒来感到精神饱满,精力充沛。原因是睡眠时,人体精气神皆内守于五脏,五体安舒,气血调和,体温、心率、血压下降,呼吸及内分泌明显减少,从而使代谢率降低,体力得以恢复。大脑在睡眠中耗氧量最少,这有利于脑细胞的贮存、精力的恢复、脑力的提高,自然得享长寿。

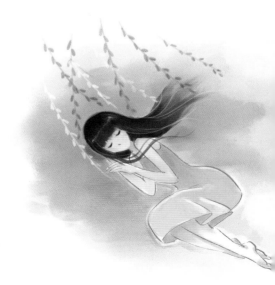